山岳醫生告訴你！

111道 Q&A 解析安全登山 × 戶外傷害應對

木元康晴一著　黃致鈞一譯

第1章 膝蓋、腰部、腳踝針對下半身三大部位的問題解決Q&A

第2章 高山症、中暑、凍傷、失溫症狀、皮膚問題與山難有關的疾病或受傷Q&A

第3章

心臟病、慢性病為了能持續爬山而需要先知道的疾病基礎知識

說明

前言

登山，一般來說被認為對健康是有益的。不過對於長期在爬山的人來說，可能或多或少都曾經歷過因爬山而引起膝蓋、腳踝等身體疼痛的問題。

我本身也經常因爬山而有身體疼痛的問題。當痛得非常厲害時，便會到醫院接受檢查和治療。治療結果有時候是輕輕鬆鬆的，有時候卻仍無法根治疼痛。然後有時候也會收到來自醫師的建議「還是放棄登山會比較好喔！」對於沒有登山興趣的醫師來說，這或許是最好的解決辦法。但是也有人不想放棄登山興趣，因此草草率率地結束治療，然後接著偷偷摸摸地往山裡跑的事情常常屢見不鮮。

不過若是看診的醫師對登山活動相當熟悉的話，他們所提供的建議會不會就不一樣呢？而且會不會有適合登山者的治療方式呢？本書即是基於前述問題為出發點，向六位時常接觸登山者的醫師，請教他們針對登山者受傷或疾病的處理方式。

編撰這本書時，我特別留意以下兩件事情：

第一，彙整一些即使身體發生狀況，還能繼續維持登山興趣的方法。固然不同症狀仍有難以處理的狀況，但會在有限影響範圍內還可以爬山的情形下，請教醫師相關的處理方式。

第二，盡量不用專門術語。這些登山者因為沒有醫學知識背景而難以理解的詞彙，會在不同醫師的指導下，在可能的範圍內替換成容易理解的詞彙。

另外，也有在登山的當下才出現身體問題的狀況，為了能迅速地解決這樣的情況，適時了解應對的急救措施和思維方式是必須的。特別是登山者因主觀判斷或經驗法則，容易造成處理不當的傷害，也藉著專家的視角尋求正確的知識。本書所記載的不僅能避免長期的身體傷害，也為了能在登山時減輕疼痛和預防事故而向醫師請教建議，希望對您有所幫助。

木元康晴

監修者介紹

第1章　膝蓋、腰部、腳踝

小林哲士

醫師（負責膝蓋問題）

獨立行政法人國立病院靜岡醫療中心骨科主任醫師。醫學博士。膝蓋疼痛治療專家。持有日本骨科學會專門骨科醫師、日本骨科學會專門運動醫學醫師等資格。研究骨骼肌和肌肉減少症。

柴田俊一

醫師（負責腰部、腳踝問題）

長野縣松本市相澤醫院急救加護中心急救科主任醫師。日本骨科學會專門骨科醫師。自一九九八年開始，夏季也會在東京慈惠會醫科大學於北阿爾卑斯地區槍岳山莊所開設的槍岳診療所進行診療。

第2章　高山症、中暑、凍傷、失溫症狀、皮膚問題

千島康稔

醫師（負責高山症、中暑、失溫症狀）

國際山岳醫師、日本登山醫學會專門醫師，於山岳醫療培訓課程擔任講師，也從事山岳

救援等工作。日本山岳嚮導協會認證登山三級嚮導，因此也從事山岳嚮導。

杉田禮典

醫師（負責凍傷）

神奈川縣橫濱市杉田診所院長。曾任香川醫科大學第二外科的助理教授，一九九九年轉任東京警察醫院（整形外科）。二〇一〇年開設杉田診所。

小阪健一郎

醫師（負責皮膚問題）

在京都大學大學院醫學研究科從事皮膚科學研究的學者。持有國際山岳醫師資格。另外，以挑戰從未攀登紀錄或難以攀登的岩壁或溪谷的攀岩先鋒者「けんじり」為筆名，多次於山岳雜誌等發表攀登經歷。

第3章 心臟病、慢性病

市川智英

醫師（負責心臟病、慢性病）

任職於長野縣松本市的松本協立醫院心臟內科的綜合內科專門醫師、心臟專門醫師、心律不整專門醫師。持有國際山岳醫師資格。非常喜歡山岳，四季都會前往山區活動，也會攀登探勘路線

第1章

膝蓋、腰部、腳踝 針對下半身三大部位的

問題解決Q&A

【膝蓋的問題篇】

解答者 小林哲士 醫師

Q1 登山途中如果膝蓋疼痛，為甚麼會這樣呢？

A 有可能是受傷或是短時間過度使用，也有可能是長年累積的負擔所引起的疼痛。

膝蓋疼痛的原因首先需要考慮的是，膝蓋關節因受到外部強力加壓而產生的受傷。所謂的受傷，不僅是因為滑倒時撞到膝蓋等明顯的原因，也可能因為突然轉換方向或是不良姿勢而扭曲膝蓋等等，不知不覺地損壞關節的組織。另外，短時間內密集地爬山也會造成所謂的短時間過度使用引起的疼痛。

上述這些受傷或是短時間過度使用所引起的疼痛，被稱作「急性」。可以透過治療或是對膝蓋周圍保養以改善疼痛的狀況。

疼痛的另一個需要考慮的是，經年累月因膝蓋長期負擔或是隨著年齡增長的關係y14t/6

組織老化所引起的疼痛，則稱作「慢性」。這些是長時間累積，一點一滴積累而來的疼痛。除了透過手術一口氣解決症狀外，也有不少在維繫膝蓋功能運作的同時，跟一定程度的疼痛一起共存的治療方式。引起疼痛的原因有各式各樣，應對方法也不盡相同。

在登山過程中，不少人會強忍著膝蓋疼痛，想著「很快就會好了吧」，或是邊觀察狀況邊設法解決疼痛。然而，當有疼痛狀況時，更不用說是已經確定受傷的時候，請盡速求診。在骨科復健運動醫學可以做如X光檢查等醫學影像檢查，或是必要時進行血液檢查，考量各式各樣的可能原因進行檢查。接著依據檢查的結果，客觀地診斷膝蓋的狀況，並且施以治療等對應方法。為了能享受登山的樂趣，消解膝蓋的不適是相當重要的。

本篇重點

造成膝蓋疼痛的原因以及對應方法各式各樣。早日求診接受醫師診斷，並且了解其原因吧。

Q2 登山時膝蓋發生疼痛，是因為膝蓋受到嚴重的損傷嗎？

A 這決定在於疼痛是發生在關節內還是關節外。

膝蓋是由骨頭、軟骨、韌帶、肌肉和軟組織等複雜的構造連動，使關節能屈能伸。而膝蓋的關節被「關節囊」所包覆，在關節囊的內側是組成關節的組織「關節內」。而另一邊關節囊周圍的韌帶和一些肌肉等「關節外」組織，負責從外側移動膝蓋關節。

關節內的組織受傷大多是嚴重的損傷，不僅難以治療，治療後也無法完全治癒。而關節外組織的疼痛則多

典型的膝蓋疼痛原因

	急性	慢性
關節內的疼痛	・前十字韌帶受傷 ・後十字韌帶受傷 ・內側副韌帶受傷 ・半月板受傷 **→接受治療**	・半月板變形 ・軟骨變形 (因上述原因而演變的) ・退化性關節炎 **→精準診斷和長期觀察**
關節外的疼痛	・股四頭肌肌腱炎 ・髂脛束症候群 ・髕骨下脂肪墊症候群 ・鵝足肌鍵炎 **→經由保養膝蓋減輕疼痛症狀**	

半是可以治癒的。因此即使疼痛非常嚴重，但經過診斷是來自關節外疼痛的話，完全不需要太過擔心。

透過伸展運動，以及重量訓練保養身體，不但可以減輕膝蓋的疼痛，對將來登山活動也不會有負面影響。

☑本篇重點

即使覺得膝蓋疼痛，嚴重程度會因在關節內或外而有所不同。
關節內的話，需要接受適當的治療；
關節外的話，則可以經由膝蓋保養以緩解疼痛。

Q3 關節內的膝蓋疼痛是因為怎麼樣的原因造成呢？

A 韌帶受傷以及膝蓋的緩衝作用組織受傷。

構成膝蓋關節內的骨骼包含大腿的「大腿骨」、小腿的「脛骨」，以及有膝蓋的盤子之稱的「膝蓋骨」三種。大腿骨與脛骨相對之間的部分，即是包覆在關節囊中的關節內組織。首先，大腿骨和脛骨相對之間和關節的接觸面，有厚實的「軟骨」之外，也有與關節囊相連的「半月板」組織。這些組織作為緩衝作用，吸收從大腿骨到脛骨的衝擊力量。

韌帶連接在關節部位的骨頭和骨頭之間，而膝關節一共有四個重要的韌帶：前十字韌帶、後十字韌帶、內側副韌帶和外側副韌帶。

關節內的疼痛可能是上述韌帶的損傷。韌帶損傷的原因是前十字韌帶因膝蓋強力扭曲，或是後十字韌帶因膝蓋在彎曲時膝蓋前方著地，又或是內側副韌帶因膝蓋內側強力扭曲造成的受傷。而外側側腹韌帶一般不太會有損傷的情況。這些受傷的韌帶若是置之不理，使膝蓋呈現鬆動不安定的狀態，不只有在登山時造成影響，更會造成一般日常生活的障礙。尤其是嚴重損壞時必須進行手術等治療，如前十字韌帶或是後十字韌帶斷裂，手術狀態恢復直到穩定是需要一年左右的時間。

膝蓋受傷的時候也有可能是作為緩衝作用的軟骨或半月板的損傷。軟骨持續地吸收來自膝蓋骨頭的撞擊，無法避免地承受負荷而一點一滴地磨損。另外，軟骨在強力的負荷下可能會受傷，但卻因不會感到任何疼痛，損傷就會在不知情的情況下慢慢擴散。

右腳內側

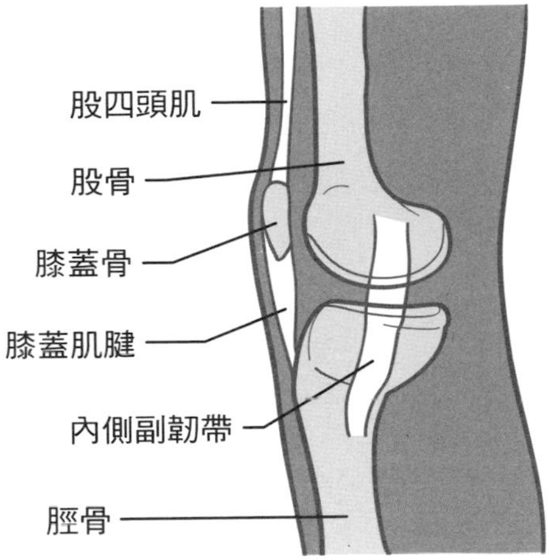

右腳正面

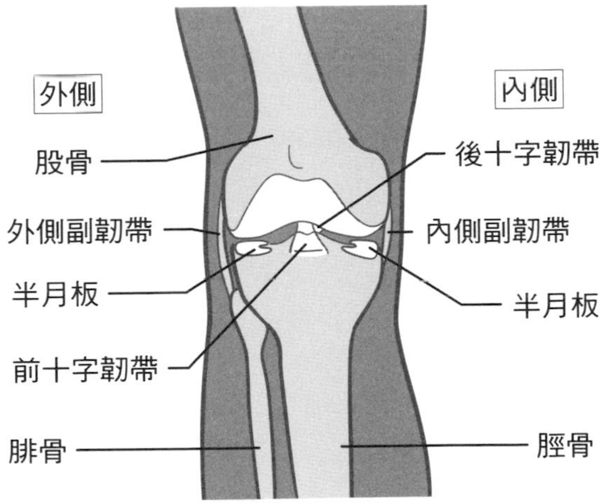

膝關節構造示意圖。關節外的組織，如肌肉等，圍繞著膝關節並且支持關節的屈伸運動。

而半月板不僅會因外傷，也會因過度使用慢慢地產生損傷。外傷常因為自落差大的台階跳下讓半月板受傷，此時膝蓋會立即出現劇痛。而過度使用的情況，則是膝蓋漸漸地感到疼痛。

這些軟骨或是半月板的損傷若持續惡化，可能會導致退化性關節炎。為了使狀況不再惡化，準確診斷和長期觀察是必要的。

這些關節內疼痛的特徵是積聚大量的關節液，也就是「膝蓋積了水」的狀態。因此，當膝蓋不只疼痛，也開始因累積水而腫脹時，非常有可能是嚴重的損傷，建議盡速求診。

本篇重點

膝蓋開始疼痛的同時，也有積聚水腫的情況，這是關節內組織的損傷。建議盡速求診。

Q4 被診斷出因膝關節軟骨磨損而導致的「退化性關節炎」。這是無法治癒的症狀，請問還有機會繼續登山嗎？

A 完全沒有必要放棄登山活動。

退化性關節炎是膝蓋關節內的一種慢性疾病。當膝關節中作為緩衝作用的軟骨磨損或是半月板受損時，導致股骨和脛骨相對之間作為壓力承受部位的關節面受傷，引起發炎和關節液蓄積。而關節積水的膝蓋將更難彎曲。不過，讓膝蓋休養一陣子即可以改善這樣的狀況。

有兩種方式能減輕骨頭的壓力：一是擴展骨頭的面積，另一則是作為壓力承受部位的骨頭變硬。當施加壓力時，首先會長出骨刺，作為承受部位的骨頭進而面積增大。接下來扮演地基作用的骨頭將變硬，即拍攝X光時會出現骨頭白色硬化的現象。在這樣的情況下，即使軟骨已被磨損，膝蓋的骨頭也能承受壓力。最後疼痛將逐漸消失。

如上面所述的關節面受傷、發炎、骨頭發生變化等一系列事件，便是退化性關節炎。

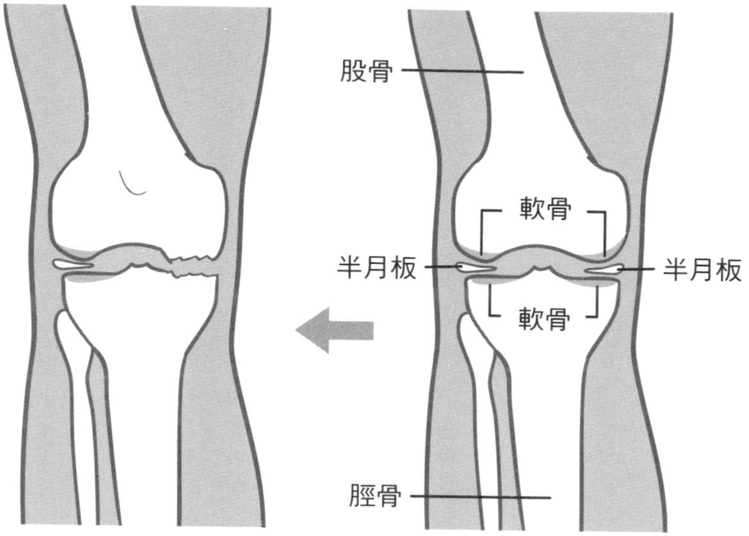

正常的膝蓋(右)經過長時間的負擔累積會出現如左邊所示的異常狀況。

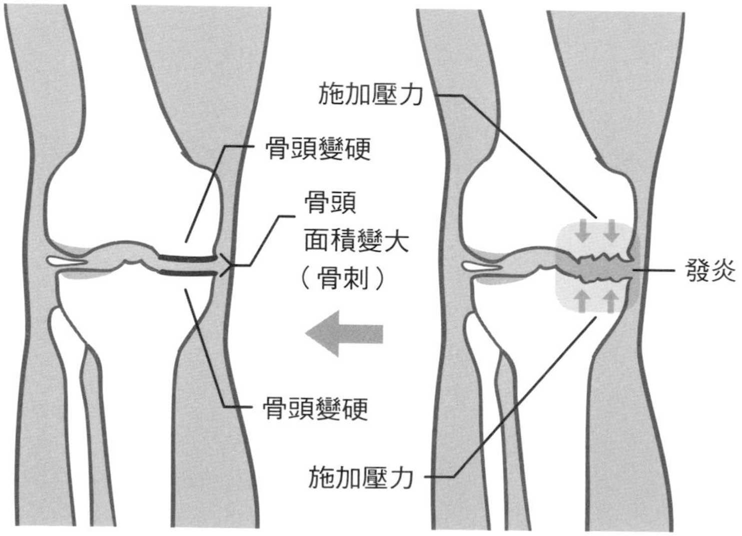

因軟骨磨損而使上下的骨頭承受壓力，逐漸地骨頭的面積變硬和變大以支撐負荷。

最初疼痛的膝蓋裡會有發炎的現象。而且水（關節液）的積聚也是伴隨發炎而起。然而，為了使骨頭面積擴展並且變硬，發炎是必須的，正因為發炎才能產生癒合物質，使骨頭的細胞能承受壓力。直到疼痛消除大約需要三個月，一旦疼痛緩解便可以一如往常地登山。

往後若受到某種衝擊使關節面受傷，就會再度發炎並且膝蓋積水。不過經過再三個月的後續觀察以及讓膝蓋休養，腫脹和疼痛即會消失。因軟骨磨損造成的退化性關節炎會在這樣疼痛期和無痛期之間往返。

基本上退化性關節炎無法治癒，指的是骨頭面積變大又變硬的形態改變，已經無法回到原始的模樣。不過一旦疼痛消失，便十分有機會可以前往爬山。

本篇重點

經過醫師的診斷和後續觀察，若膝蓋腫脹的症狀已緩解，疼痛也消失，前往爬山是可行的。

Q5 關節外的膝蓋疼痛是什麼原因呢？

A 由於膝蓋周圍的各個部位容易引起發炎。

股四頭肌肌腱炎

位於大腿前面使膝關節能伸展的肌肉發炎，膝蓋上半部會感到疼痛。股四頭肌承受膝蓋伸展時產生的壓力，因此當登山反覆施予壓力時會發病，特別在膝蓋彎曲時感到疼痛。

髂脛束症候群

位於大腿外側安定膝蓋外側的韌帶發炎，膝蓋外側會感到疼痛。髂脛束在膝蓋伸展時會移動到股骨前面，而在彎曲時會向後面移動。當膝蓋外側承受負荷反覆伸展和彎曲，與股骨產生摩擦而引起的發炎。

髕骨下脂肪墊症候群

連結膝蓋骨和脛骨的髕骨肌腱，其深處的柔軟組織發炎，膝蓋前面微微下方的左右側會感到疼痛。髕骨下脂肪墊位於髕骨肌腱深處，在登山途中股四頭肌和髕骨肌腱反覆使用，使其承受壓力所引起的發炎而感到疼痛，是容易發炎並且引起疼痛的組織。

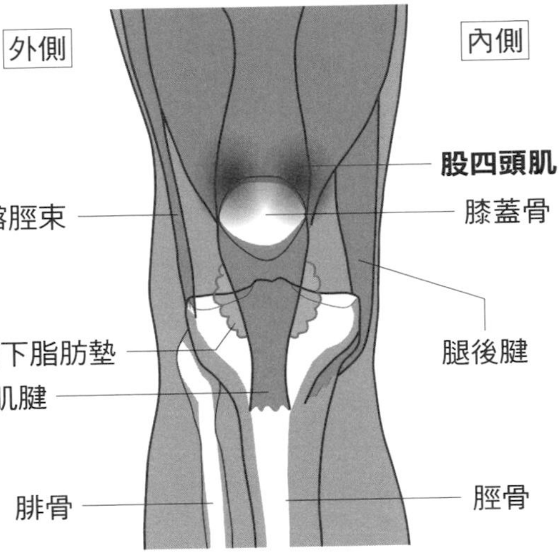

股四頭肌肌腱會在登山等活動反覆承受壓力而引起發炎之外，也會在跑步或跳躍頻繁的運動受損。

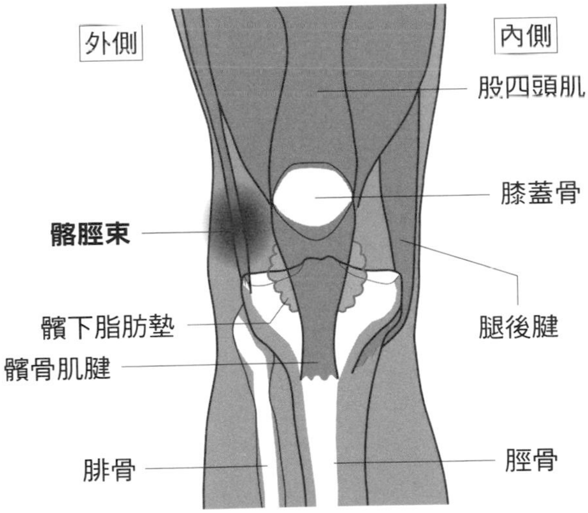

髂脛束是在膝蓋伸展時移到股骨前面，彎曲時移到後面的韌帶。有O形腳的人會因膝蓋外側承受壓力而容易發炎。

鵝足肌鍵炎

膝蓋內側與脛骨相連的肌肉發炎，從膝蓋內側後方到膝蓋下方會感到疼痛。這個部位由

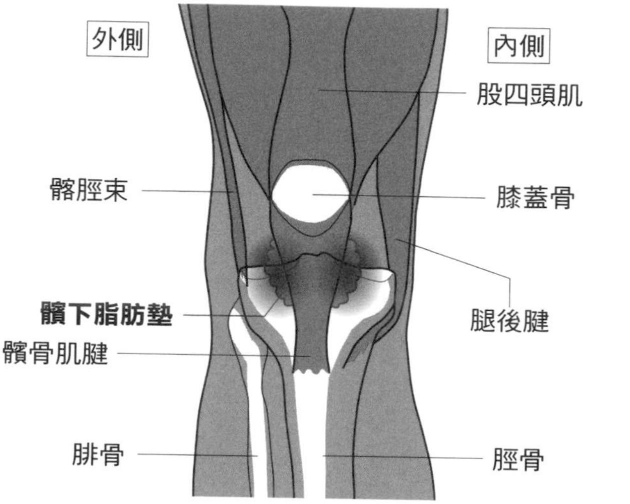

髕骨下脂肪墊在膝蓋伸展時承受壓力。當進行登山等活動時，因反覆承擔壓力而容易引起發炎。

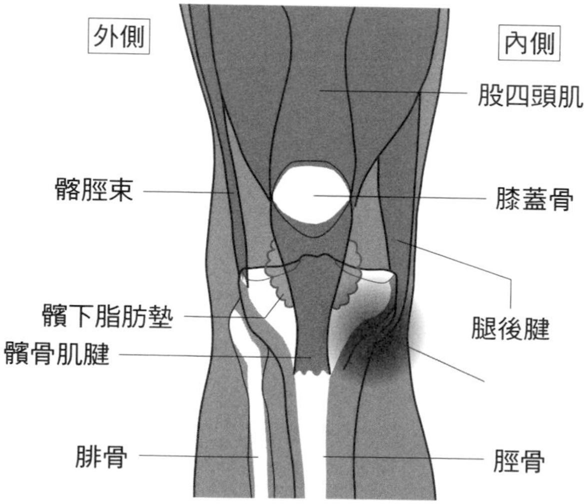

身軀僵硬或是膝蓋彎曲走路的人，容易引起位於膝蓋內側脛骨上方的鵝足肌鍵的發炎症狀。

縫匠肌、股薄肌，以及腿後腱其中一部分的半腱肌等三條與脛骨相連的肌肉所組成，因形似鵝掌被稱作鵝足肌鍵。當膝蓋成彎曲狀持續走路，或是急轉彎時容易引起此類發炎。

無論是股四頭肌肌腱炎、髂脛束症候群、髕骨下脂肪墊症候群或鵝足肌鍵炎，主要發生的原因皆為過度使用。若感到劇烈的疼痛，建議放棄下一次的登山等活動，先休息一下會比較好。

另一個發生的原因是身軀僵硬。因此為了預防前述的發炎，每天進行提高膝關節和髖關節柔軟度的伸展運動是非常有效的。另外，也可以加強鍛鍊以股四頭肌為主的膝蓋周圍肌肉以減輕疼痛。

這些關節外的疼痛，即使是劇烈的疼痛，透過運動都一定可以舒緩。

本篇重點

關節外的疼痛由短時間的過度使用，以及身軀僵硬而引起。進行伸展運動等膝蓋保養動作相當重要。

Q6 登山時膝蓋疼痛該怎麼急救呢？

A 原則上先冰敷處理。

膝蓋會疼痛是因為發炎了。建議施以冰敷，因為冰敷不僅可以抑制發炎，也能減輕伴隨而來的疼痛。不過不建議長時間冰敷，最好的方式是先冰敷約十分鐘，然後停止冰敷大約四十分鐘，接著冰敷約十分鐘再休息約四十分鐘，不斷重複這樣的循環。

然而，發炎是組織癒合的必經過程，為了治癒受傷的組織必須增加血流量。因此，在移動中或是下山後立即對疼痛的部分進行冰敷沒有問題，但是不建議在活動後施以不必要的冰敷。回到家後，若膝蓋疼痛或腫脹不嚴重，建議在發炎的地方熱敷，促進血液流動，以加速癒合速度。

如果使用彈性繃帶，為了維持其效果，建議每隔幾個小時重新再包紮一次。另外，皮膚較為敏感的人，在移動中有黏貼彈性繃帶或是使用藥用貼布，容易引起皮膚炎。由於皮膚炎會造成細菌侵入體內，將需要長時間的治療，因此注意皮膚狀況是非常重要的。

另一個處置膝蓋疼痛的方式是，服用對乙醯胺基酚或洛索洛芬等止痛藥來抑制疼痛。

☑本篇重點

活動中或下山後立即冰敷可以減輕疼痛。

說明❶

有助於傷口癒合的發炎

人體受到外傷等傷害時，會分泌治癒的物質。這種物質除了治癒的作用外，同時也會引起周圍組織疼痛、腫脹、發紅與發熱等四種症況，這就是發炎。

這個階段分泌的物質能夠聚集並提供治癒作用的細胞。由於能治癒受傷的部位，因此對於身體來說，發炎是必須發生的症狀。

自受傷開始發炎到高峰期，大約是第三天。受傷後約七十二小時症狀會加劇，之後細胞開始癒合。因損傷初期發炎的疼痛是治癒必經的過程，所以多少會有些不適是無可避免的。一般也認為抑制發炎的話，反而會阻礙傷害癒合的速度。

然而，若發炎狀態持續超過約兩星期，可能會出現反效果，產生抑制癒合的物質，而且是無法阻止分泌這種物質，因此要避免拖延發炎症狀的時間。自疼痛症狀開始，上限兩星期的期間盡可能地休息，營造適合治療的環境是相當重要的。

若拖延發炎的症狀，需要約四到六星期的時間，所有的組織才能治癒。

因受傷而引發發炎到癒合的狀態流程圖

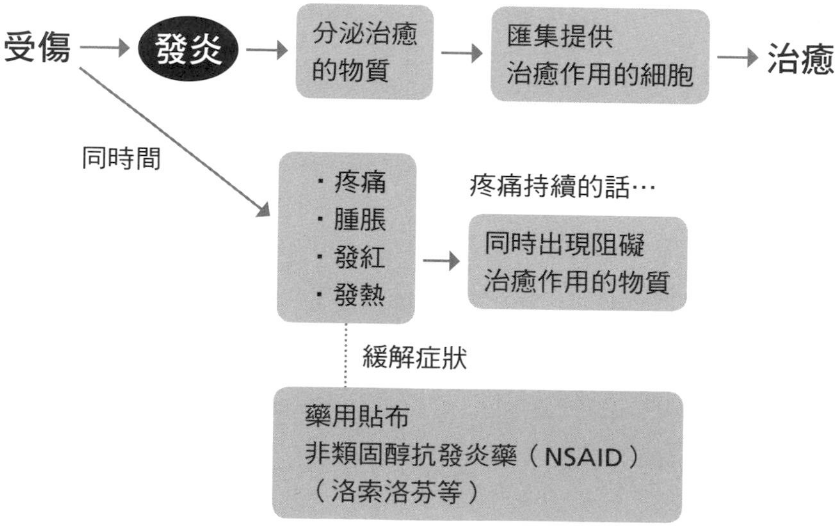

Q7 登山後晚上睡覺時，為什麼會因膝蓋疼痛而醒來呢？

A 若膝蓋沒有腫脹，可能是關節外的疼痛。

如果膝蓋有腫脹的話，可能是需要接受治療的關節內疼痛，建議盡速求助於骨科。若非膝蓋腫脹的疼痛，那就是關節外的疼痛。登山後才開始疼痛的話，可能是關節外的肌肉或是肌腱發炎所引起短暫性的疼痛。關節外發炎無須過度擔心，對膝蓋做充分的伸展以及保養便能解決這個狀況，穿著護膝也同樣有效。

但是疼痛若持續發生，建議求診骨科，因為可能還有其他原因。

本篇重點

求診骨科以獲得適當的診斷和建議吧。

關節外的疼痛可以進行伸展運動為主的保養。

Q8 請教我消除與預防膝蓋疼痛的方法

A 著重在髖關節的伸展運動吧。

原則上，針對髖關節的周圍進行伸展運動。明明痛的是膝蓋，為什麼要對髖關節進行伸展呢？這是因為膝蓋周圍的肌肉和髖關節是相連的。由於骨盤的肌肉會延伸到膝蓋周圍，因此提高髖關節的柔軟度，有助於預防膝蓋疼痛。

其中最重要的是大腿後面的腿後腱。這條肌肉僵硬的人需要花費很大的力量才能伸直膝蓋，這是膝蓋疼痛的發生原因。

接下來將介紹兩種簡單拉伸腿後腱的伸展運動。若能同時做到這兩種方式是最

從內側所看到的膝蓋

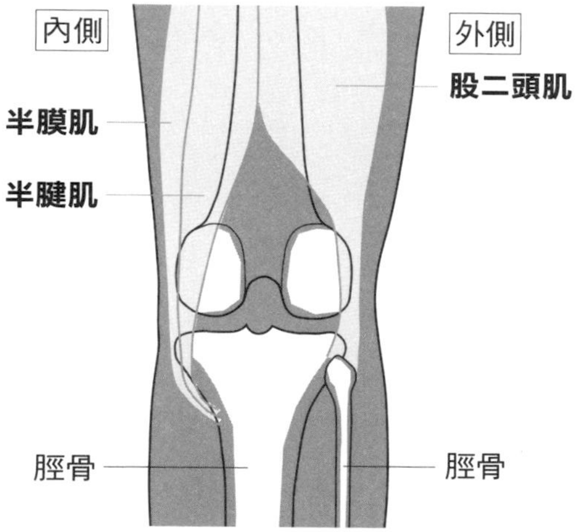

腿後腱是股二頭肌、半膜肌和半腱肌等肌群的總稱，促使膝關節能彎曲作用。

好的，不過只要進行其中一種便能達到有效預防膝蓋疼痛的效果。而且肌肉在溫暖環境時有容易變軟的特性，建議在洗完澡後進行。

另外，站立的那種方式也能在登山途中進行，請在休息時試試看伸展髖關節。

髖關節的伸展運動

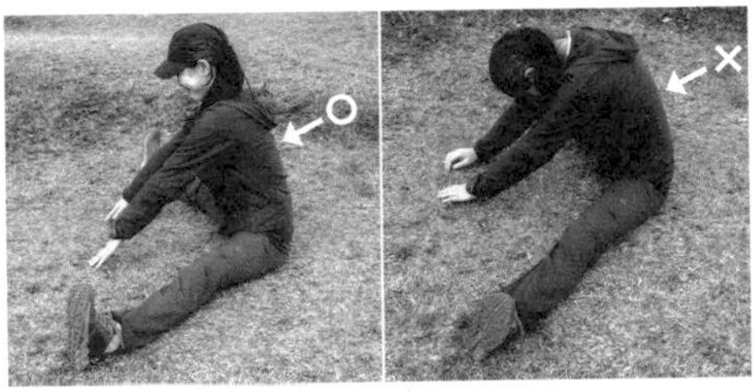

髖關節彎曲膝蓋伸直的伸展運動

背部挺直雙腳打開，身軀向前傾斜，關鍵是感覺到大腿後側的肌肉（腿後腱）正在伸展。這時駝背的話，不僅沒有伸展效果，也會造成脊椎的負擔。盡量保持背部挺直，不用勉強身軀向前彎曲。

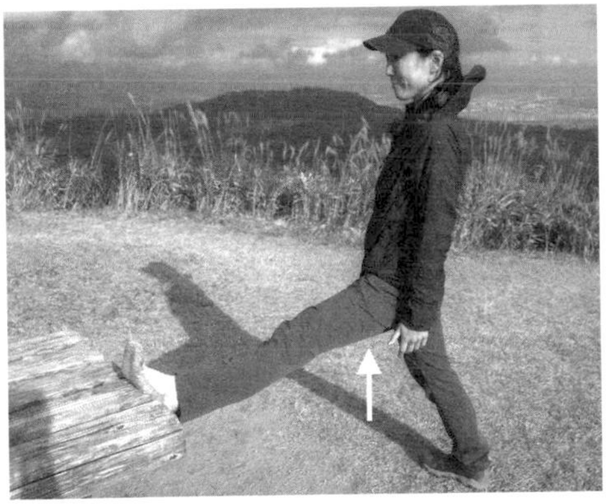

站姿的伸展運動

這種伸展運動也是伸展腿後腱的方式。將腳提起至約與骨盤同高的高度，關鍵是同樣感覺到大腿後側的肌肉正在伸展。

本篇重點

進行腿後腱的伸展運動以伸展大腿後側。

Q9 請教我如何預防膝蓋疼痛的訓練方式

A 鍛鍊股四頭肌吧。

登山者最需要鍛鍊的肌肉就是股四頭肌。股四頭肌位於大腿前側，使膝關節得以伸展的肌肉，在攀登時前腳膝蓋能彎曲，下降時讓後腳膝蓋穩定，是登山時最重要的身體部位。

鍛鍊這條肌肉的重點在經常伸展膝蓋。伸展膝蓋可以強化股四頭肌前側，讓訓練效果更佳，多多充分伸展膝蓋吧。

有效的股四頭肌力量訓練是每組十次，每天進行二至三組。而這樣的力量訓練無須花費太多時間，在工作的休息時間

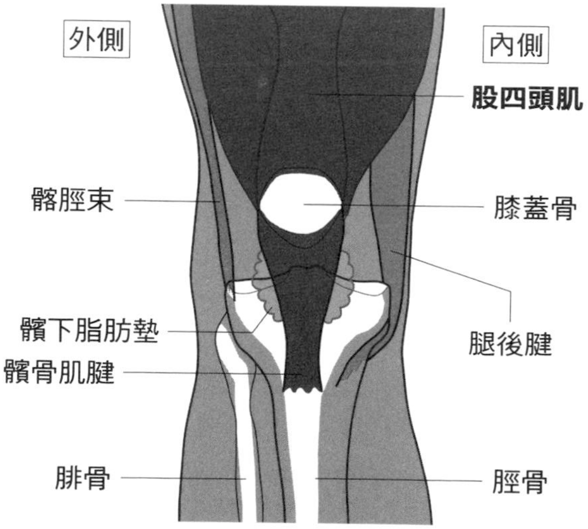

股四頭肌位於大腿前側，用於伸展膝關節的肌肉。在登山時最常使用的肌肉。

也能進行，對於繁忙的社會人士是有可能做到的。

訓練最重要的是持續下去。訓練完隔天感覺肌肉微微地痠痛便是剛剛好的程度，如果超過的話就代表過度訓練了。可以根據自己的體力和身體狀態調整訓練程度，每天持續地進行吧。

股四頭肌的訓練方式

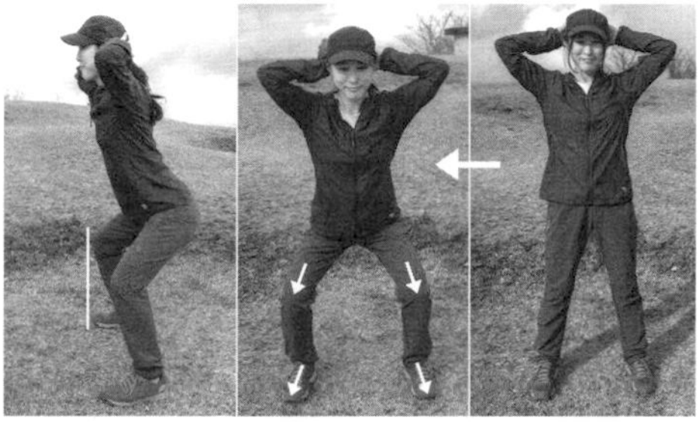

能鍛鍊股四頭肌的深蹲

深蹲是鍛鍊股四頭肌的常見方式。為了提高訓練效果，膝蓋彎曲時腳趾需指向同一個方向。另外，膝蓋不能超過腳趾的前端，並且在背部直挺的同時彎曲膝蓋。

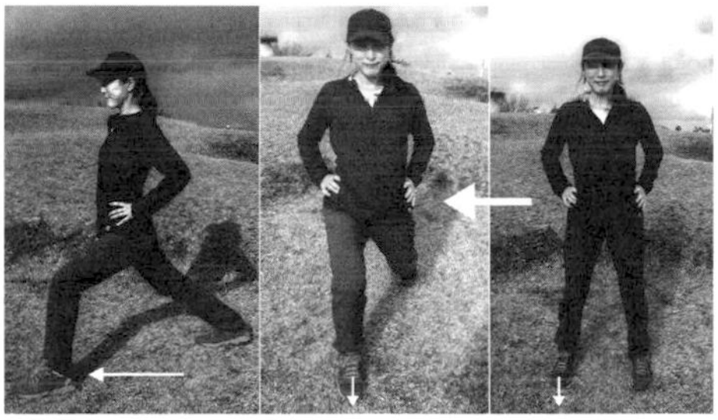

一步向前跨出再復原，
雙腳左右交互進行的弓箭步

踏出最遠的一步再復原的弓箭步是最有效果的。復原時的出力會施加壓力給大腿的所有部位，不只是股四頭肌，也能鍛鍊到腿後腱。

本篇重點

進行結合深蹲和弓箭步的鍛鍊。重點是持續每天進行。

Q10 請教我預防膝蓋疼痛的走路方式

A 一邊走路一邊伸直膝蓋相當重要。

大多數煩惱膝蓋疼痛的人，在日常生活中走路的時候，可能沒有充分地伸展膝蓋。完美的走路方式是向前踏出那隻腳的膝蓋，在著地的瞬間是伸展開來的。著地的瞬間膝蓋伸展的話，會使用膝蓋前側的肌肉，這對於預防膝蓋疼痛是十分重要的。

若膝蓋成彎曲狀走路，幾乎沒有使用膝蓋前側的肌肉，而另一方面後側的肌肉卻相對高，在這樣缺乏平衡的情況，容易導致膝蓋疼痛。利用平常的走

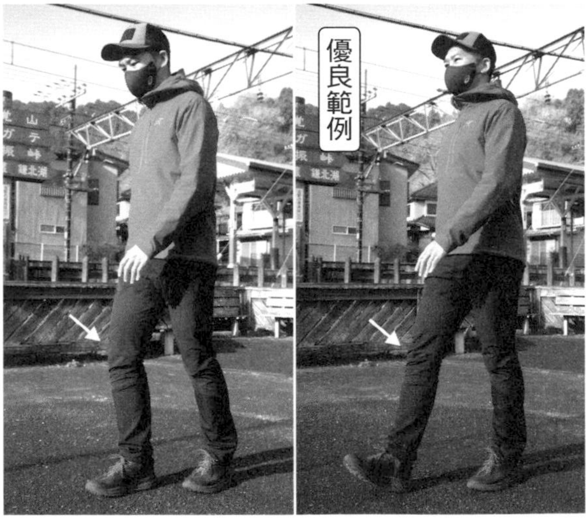

預防膝蓋疼痛的走路方式

登山者在城市內也傾向膝蓋彎曲走路（左），不過膝蓋伸直地走路有助於預防膝蓋疼痛。

路方式，看看膝蓋會不會痛，再更改走路方式是有可能改善的。

在登山途中，為了防止滑倒以及揹背包時保持平衡，通常必須以膝蓋彎曲的走路方式。不過在非爬山的日常生活中，建議使用伸展膝蓋的走路方式。能切換爬山時的走路方式和普通行走的走路方式後，就可以預防膝蓋疼痛。

本篇重點

在日常生活中，背部挺直膝蓋伸直地走路。可以有意識地維持「完美的走路方式」。

Q11 為了預防膝蓋疼痛，請教我在日常生活中需要注意的事情

A **走路方式、減肥以及規律生活等共三個面向。**

如果想預防膝蓋疼痛的同時又能持續長期登山的話，請保持規律運動。原則上就是走路。特別是尋找一個長距離的縱走等大型計劃，以這個為目標為主，增加在日常生活中的步行距離。而為了可以長距離走路或是在山裡步行或攀登，增加肌肉量是相當重要的。

增加肌肉量需要努力不懈。為了達到這個目標，不要立下無法長遠進行的訓練計畫。例如不合理的距離步行活動。雖然短時間內密集從事高強度的運動會有滿足感，但是長時間來看是無助於增加肌肉量。比起挑起重擔，要能堅持下去更重要。

另外，膝蓋疼痛的原因之一是膝蓋承受太大的重量。為了減輕膝蓋的壓力延長其壽命，減肥是有效的。在登山時，膝蓋承受是「體重」+「揹負背包重量」約三倍的重量，所以減肥可以減輕這個負荷。因此，首先要做的事是避免體重增加。具體來說，注意不要暴飲暴食。

想降低自身體重的諸多方式之中，推薦以運動方式為佳。雖然也可以經由減少進食量減肥，但是對登山者來說，還是建議藉由運動方式降低體脂肪。

當我想減肥時，我會做重量訓練。尤其增加身體的大塊肌肉，如訓練胸大肌的仰臥推舉、訓練股四頭肌的深蹲等。這樣基礎代謝率會提高，身體自然會瘦下來。

然後，規律生活是能維持長久登山的秘訣。在規律的生活中持續進行訓練的話，不僅體重能更容易控制，還可以隨心所欲地活動身體。為了有最佳的表現，規律生活是至關重要的。

本篇重點

透過規律生活帶起肌肉力量，便可以預防膝蓋疼痛。

Q12 為了預防或減輕膝蓋疼痛，請問有什麼推薦的裝備嗎？

A 使用登山杖是非常有效的。

為了減輕腳的負擔，建議使用登山杖。有研究指出正確使用登山杖，能使膝蓋承受的力量減少至體重的一半以下。另外，善用護具不但可以改善平衡，也可以預防疼痛的發生。這是因為膝蓋在包覆的情況下，將提高痛感的臨界值（感到疼痛的最小強度），這是有抑制疼痛的效果。

不過，前述方式對於因韌帶已受傷而搖搖欲墜的膝蓋是沒有效的。這時候應該配戴經醫師診斷而開出的處方器具，對傷處有高固定能力的「剛性輔助器」取代護具。

運動貼布則和護具有相同效果。特別是運動貼布（肌內效）被認為可以減輕疼痛、改善肌肉功能與促使平衡的走路方式。但是難處在運動貼布的效果大約維持一至兩小時，因為貼布的材質在貼附時移動軀幹會慢慢鬆動，需要定期重新黏貼以防效果喪失。

另外，壓縮褲也有同樣的效果。只不過使用時會感到移動能力遭到限制，可能需要想成這是一種輔助工具。當然若您穿起來感到十分舒適，也可以積極地使用。

本篇重點

登山杖能減輕膝蓋的負擔。
護具、運動貼布（肌內效）和壓縮褲則可以抑制引起膝蓋疼痛。

Q13 請問可以透過飲食方式預防膝蓋疼痛嗎？

A 可以有一定程度的間接效果。

直接以飲食方式預防膝蓋疼痛是不可行的，不過我認為給受傷或是疲勞的肌肉進補，仍然能間接地達到預防的效果。關鍵在留意均衡飲食，尤其是蛋白質，因為肌肉和骨骼都是由蛋白質組成。特別在登山或是重量訓練後，適當地補充蛋白質吧。

順帶一提，大部分的人會認為骨骼是由鈣質所組成，不過蛋白質也是主要成分之一。將骨骼想像成和室紙門，「木框」的部分是蛋白質，而「紙」的部分就是鈣質。如同若木框不穩固，紙也無法漂亮地貼附，蛋白質不足即使攝取再多的鈣質，骨骼也沒辦法變得強壯。

富含蛋白質的食物包括肉類、魚類、大豆（豆腐和納豆）和乳製品。想要有特別強健骨骼的話，推薦同時攝取富有蛋白質和鈣的乳製品。

☑ 本篇重點

富含蛋白質的飲食有助於預防膝蓋疼動。尤其在下山後適當地攝取吧。

Q14 請問到骨科復健及運動醫學求診時，有什麼該注意的重點呢？

A 請告訴醫師求診的目的是為了登山。

其實在日常的門診過程中，有時候醫師可能不清楚求診的民眾是為了什麼而來。因此，若僅知道有膝蓋疼痛狀況的話，往往會當作普通的疼痛而施以一般的治療。

而若想要接受更專業登山導向的治療，可以能明確地告訴醫師「我想要去登山。」等目的。例如想要克服膝蓋疼痛並且持續爬山，或是更具體的想要前往日本阿爾卑斯山脈縱走等，向醫師說明您的目的將會非常有幫助。

作為醫師，幫助人們更了解自己的身體，是我們的使命之一。如果了解求診的目的，不但可以更詳細地告訴患者經檢查後身體的狀況，更可以依據其目的找到更具體更實用的治療方式。

為了能更順利地協助及豐富大家的生活或登山活動，若能在診察時告訴醫師消除膝蓋疼痛的目的是什麼，那將會非常有幫助。

☑本篇重點

若只說疼痛，就會以一般治療方式結束診療。請告訴醫師目的是為了登山。

說明②

肌肉撕裂傷只能等待自然癒合

登山途中，若強行將自身壓在抬得過高的腳時，小腿可能會有抽筋般的疼痛。不過和抽筋不同，等待約三十分鐘後仍無法回復，並且持續地感到一陣一陣的抽痛。這是感到疼痛部位的肌肉遭到撕裂，肌肉撕裂傷的典型症狀。

肌肉撕裂傷沒有有效的對應急救措施。有一種自古流傳下來用繃帶包紮的方式，但是效果是有限的。唯一能做的是避免將重量壓在其上，忍耐疼痛直到下山。

引起肌肉撕裂傷的狀況，主要有兩種。一種是如上所述，急遽地移動對肌肉本身施加過大的力量，造成肌肉撕裂。另一種是激烈運動後隔天頂著肌肉痠痛，做不正常的動作而導致肌肉撕裂。由於肌肉痠痛是肌肉損傷的一種，也可以說是一種小型的肌肉撕裂傷。如果在這樣的情況下進行超負荷的動作，非常有可能會出現更明顯的撕裂導致肌肉撕裂傷。

預防肌肉撕裂傷的方法是定期地運動並且鍛鍊肌肉。另外當進行重度的重量訓練等而產生肌肉痠痛時，這是身體亮起需要稍微休息的信號，可以考慮轉成輕量的重量訓練或是休息。而長時間的登山活動，在過程中可能會發生肌肉痠痛，這時一定要留意在合理的範圍內活動。

當肌肉痠痛加劇時，或是不確定是嚴重的肌肉痠痛還是肌肉撕裂傷時，建議到骨科求診。現在能使用超音波儀器檢查，正確地診斷是否為肌肉撕裂傷。

然而，沒有快速治療肌肉撕裂傷的方法。若檢查結果是肌肉撕裂傷的話，要休息約六個星期，其中需要經歷三個星期的時間才能緩解疼痛的狀況。在疼痛發作期間，便是患處的肌肉仍未修復完成。而且即使疼痛緩解了，修復仍未完成，如果這時候以為自己已經痊癒而嘗試勉強的動作，很可能會再次撕裂肌肉。

人們常說肌肉撕裂傷相當稀鬆平常，這並非那麼常見，只是在肌肉修復之前又進行不適合的運動罷了。不管如何，最重要的是等待及休息。隨著時間推移，肌肉一定會自然地修復。

說明 3

在日本如何找到熟悉登山的骨科復健運動醫學醫師

不少人應該都希望除了膝蓋還有腰部、腳踝等疼痛問題，能讓更熟稔登山領域的骨科認證醫師看診。在尋找住處附近這樣的醫師時，可以透過日本骨科學會的官方網站裡「搜尋專門醫師」頁面檢索。

這個頁面下方有「什麼是骨科認證專門醫師」，其中點選「日本骨科學會認證運動醫師」選

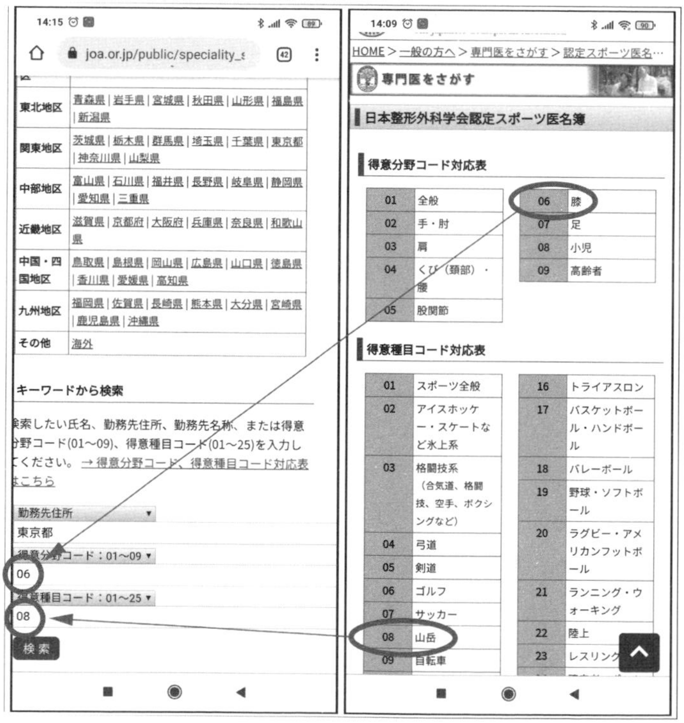

公益財團法人-日本骨科學會 https://www.joa.or.jp/

項，可以找到如左圖所示的頁面。頁面中可以輸入專長領域代碼和擅長項目代碼，透過代碼對照表輸入代碼搜尋醫師吧。擅長項目代碼中也有「山岳」喔。

台灣「全民健保行動快易通」APP有提供醫療查詢，讀者可妥善運用。

【腰的問題篇】

解答者 柴田俊一 醫師

Q1 不只登山，每天腰都在疼。可能會是什麼原因呢？

A 有八十五%腰痛的原因不明。

支持上半身體重量的腰，是人體中最容易感到疼痛的部位之一。典型的腰痛原因與疾病包含腰部肌肉和筋膜受傷的「肌筋膜腰痛（筋・筋膜性腰痛）」、脊骨軟骨組織的椎間盤突出的「椎間盤突出症」、腰部之中神經通道的椎管變窄的「腰椎管狹窄症」。

此外壓縮性骨折、碰撞等受傷，或是感染疾病、內臟疾病、女性生理痛等也會引起腰痛。也曾由於腰痛進行檢查時，發現是因尿道結石。而伴隨年齡增長的身體組織變形也可能會引起腰痛。因此，腰痛的原因不限於關節或是周圍組織，也有可能是內臟器官，造成診斷腰痛原因相當困難。

然而，透過檢查並且認定如前述原因的腰痛大約只佔十五%，其餘的八十五%被分類為疼痛原因不明的「非特異性下背痛」。腰痛的最大特色是疼痛的原因非常分歧，而且許多情況下無法確定。

即使非特異性下背痛的原因尚不明確，如果仔細探究便會發現如姿勢不正確、肌肉無力等引起疼痛的原因，另一個較大的影響是心理因素，也有不少因過大的壓力或焦慮引發的腰痛。儘管如此，現實中這種因日常作息或心理層面引起的腰痛，醫師是難以根除的。

本篇重點

了解到腰痛的原因各式各樣，而且相當難治療。

Q2 登山途中，腰突然疼了起來，可能會是什麼症狀呢？

A 突然的劇痛常常是肌筋膜腰痛。

人體的肌肉是被稱作「筋膜」的結締組織所包覆。如果突然感到腰部疼痛，非常有可能是腰部的肌肉和包覆它們的筋膜受損的肌筋膜腰痛，也就是所謂統稱「腰閃到」的症狀之一，起因是因為過度使用，導致腰部疲勞而引起。

症狀發作大多為身軀僵硬的人，突然使用腰部做出不尋常動作的時候。特別是突然試圖搬起重物時而感受到劇痛，便是典型的症狀。

肌筋膜腰痛通常在休息之後，便會自然治癒。症狀較輕的人的話，疼痛應該會在一到兩天內緩解，但也有持續長達三週的情況。然而，在仍有疼痛的狀態前往下一座山爬山，可能會造成腰痛慢性化。若持續無視慢性化的情況，腰部的組織可能會逐漸退化，導致椎間盤突出症或是腰椎管狹窄症，請特別留意。如果在移動過程中出現劇烈腰痛，建議可以的話盡速下山。

Q3 登山時，什麼樣的情況容易出現腰痛？

A 用同樣的姿勢持續步行會給腰部造成負擔，因而容易發生腰痛。

保持相同的姿勢對身體會是負擔，進而引起疼痛。因此，在登山途中不自覺地用一樣的姿勢對身體的某個部位施加壓力，常常會造成腰部周圍的疼痛。

步行過程中將反覆使用到肌肉，而若肌肉有充足的血液流過獲取足夠的氧氣，將不會感到疲憊。但是用同樣的姿勢持續爬山，使身體的某個部位承受壓力的狀態，導致血液部分流在受阻在那個部位，使前方的肌肉陷入無法吸收足夠氧氣，如果繼續這樣步行的狀態，那個部位的肌肉會越來越疲憊。隨著疲憊增加，肌肉的纖維將變得脆弱且容易斷裂，進而產生疲勞物質而導致機能下降。

隨著肌肉的機能越來越無法發揮，支撐上半身和背包的重量越來越微弱，重量開始施加到腰部，接著便會感到腰部區域開始疼痛。特別是那些還沒鍛鍊出符合攀登山峰標準體型的人，容易施加負擔給較弱的肌肉，這需要特別留意的。

身軀僵硬的人也容易施加負擔到僵硬的部位。一般來說，關節活動範圍較小的人容易引起前述的問題，並不只限於腰部。

另外，揹著較重或是不重但跟身體不搭的背包，又或是背負方式不當，也都會增加腰部的負擔，這也需要特別注意。

即便背包穩定地背著，長時間沒有休息而且在一定傾斜程度的上坡持續步行，也容易感到疼痛。這和肌肉力量或是身體柔軟度沒有太大關係，這是因為重複相同的動作，使流往腰部的血液被阻擋。

最後即使是時間非常短的瞬間動作，也會在不知不覺下損傷腰部的肌肉、筋膜和韌帶，進而引起疼痛。例如當快要跌倒時停下腳步而扭到腰部，不僅會導致椎間盤突出症，也會傷害到腰部的組織。前述的狀況也會引起腰痛。

本篇重點

若發生肌筋膜腰痛，盡速下山並且休息，疼痛將自然消失。背包盡量輕量化，背合適的背包。登山時，一小時休息一次左右吧。

Q4 椎間盤突出症是怎麼樣的疾病？若得到這種症狀的話還能登山嗎？

A 脊椎的軟骨組織突出引起腰痛的疾病。

椎間盤位在脊椎的骨頭與骨頭之間扮演緩衝作用，類似軟骨由膠原蛋白和水組成的組織。突出則是指身體的某個部位脫離正確位置的症狀。因此椎間盤突出症指的就是在脊椎的椎間盤突出的狀態。由於腰部的椎間盤突出會刺激神經，引起腰或腳疼痛或是麻痺。

一般認為提重物或彎腰移動對腰部造成負擔是這個疾病的起因，而據說壓力和遺傳也會。另外也會因為羽球、橄欖球等

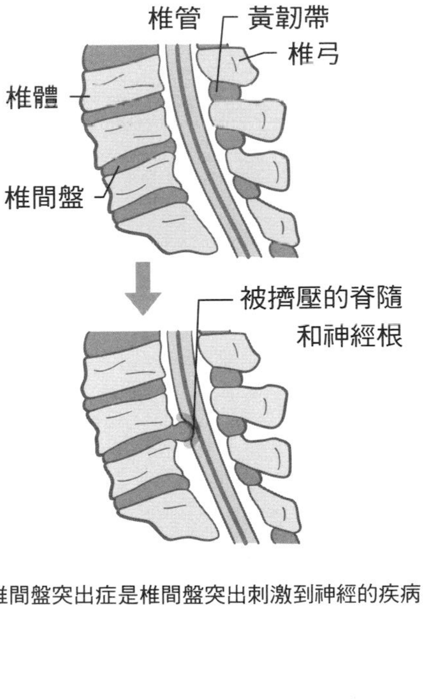

椎間盤突出症是椎間盤突出刺激到神經的疾病

激烈運動在揮擊時扭到，或是彎腰時推拉等動作，施加強力的負擔給腰部而引起。

的確爬山時背著沉重的背包移動，腰部的負擔會比日常生活來得大，但是我並不認為這會是特別容易引起的原因。不過如閃避跌倒而扭到腰時瞬間給椎間盤負擔，就會非常有可能引發症狀。

大多數的椎間盤突出症只要休息並且等待一陣子，症狀便會自然消除。而有劇烈疼痛的話，可以穿著護腰緩解疼痛。另外，症狀嚴重化的話可以經由手術移除造成疼痛的突出部位。

☑本篇重點

登山者不容易發生錐間盤突出症，但是在移動過程中突然做出不尋常的動作就可能引起疼痛。

Q5 椎管狹窄症是怎麼樣的疾病？登山者容易得到嗎？

A 腰部的神經受到阻礙，步行將變得困難。

椎管是脊椎椎骨內脊髓神經從中穿過的管狀組織。椎管狹窄症是椎管變窄變形而壓迫到神經的疾病。椎管狹窄症患者站立或挺直背部步行約十五分鐘，便會出現腿部麻痺和疼痛。不過將手放在膝蓋上，身體向前彎曲休息約五分鐘，疼痛就會消失。

發生原因和衰老有關，大半的發病者多為高齡者。然而也有些人會在四十歲左右開始出現症況，也有些人則是童年時期受傷導致椎管變窄而提早出現。

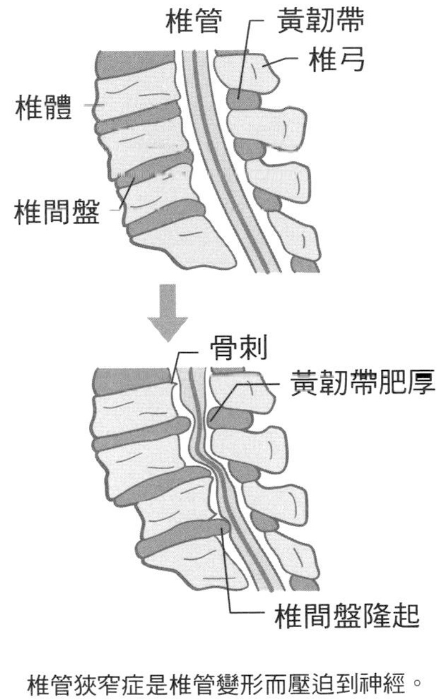

椎管狹窄症是椎管變形而壓迫到神經。

目前尚不清楚登山者是否容易得到此病。有一說長年在爬山的高齡者，如果年輕時經常背負超過三十公斤背包從事登山活動，較有機會得到。不過並非所有有相關經驗的人都有椎管狹窄症，因此不能單純地將兩者串聯在一起。也就是說，年輕時因腰部受傷而引發組織變形並且仍繼續爬山的話，可能會因該變形部位承受負擔而容易患上此病。

脊柱管狹窄症的症狀較輕微的話，可以透過服用藥物、穿著護腰以及鍛鍊腰部周圍肌肉等非侵入性治療來緩解疼痛。若症狀嚴重感到強烈麻痺感，甚至伴隨排尿困難等障礙，則需要透過手術擴大椎管。

☑本篇重點

常見於高齡者。

雖然登山者不容易得到此病，不過若年輕時腰部受過傷要特別注意。

Q6

登山途中腰部出現疼痛，請教我該如何自己緩解

A 動一動較容易活動的大塊肌肉。

緩解腰痛的第一步是促進全身的血液循環。放下背包，接著旋轉活動肩膀或是髖關節吧。關鍵是不只放鬆疼痛的部位，而是全身的肌肉。大多在腰痛時會想要搓揉腰部或是身體向前向後彎曲，如果感到舒服這樣做也可以，不過當腰部已經變得僵硬也感覺到疼痛時，特別活動這些部位並不會促進血液循環。

人體的肌肉是互相連結的，從頸根到大腿的肌肉都與腰部相連。因此伸展彎曲可以讓大動作的肌肉活動，可以促進腰部以及同時流向全身的血液流動。不但可以緩解腰痛，也可以減輕如膝蓋等地方的疼痛。

本篇重點

與其針對疼痛的腰部進行處理，重點在動一動身體的大塊肌肉，可以更有效率緩解疼痛

Q7 登山途中腰痛加劇時，請問有急救方法嗎？

A 可以使用護腰或運動貼布，抑制腰部移動的方法。

當腰痛變嚴重時，推薦的急救方法是使用護腰。因為護腰一方面有彈性能輔助肌肉機能，另一方面能抑制腰部一定程度的活動，當腰部的活動受到限制時，便能緩解疼痛。若以前曾有扭到腰經驗的人，建議背包內準備一條護腰吧。許多大型通路都有販售運動用護腰，可以依據自身的體型、護腰材質是否舒適，找出適合自己的護腰並且在需要時拿出來使用吧。

運動貼布也能達到同樣的效果。只不過有一定的包紮方式，不僅需要事前練習，腰部也無法自行包紮。因此請同行者等用定向又效率的方式

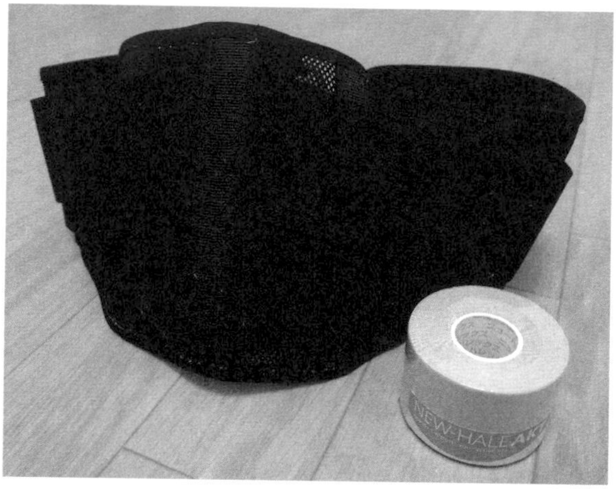

護腰與運動貼布

幫忙包紮，會有比較好的效果。
另一種方式是服用止痛藥（消炎止痛藥）來抑止疼痛。

☑本篇重點

若擔心腰部的人，可以事前準備適合自己的護腰。
可以的話，也練習運動貼布的包紮方法吧。
運動貼布（肌內效）的貼紮方式可上網搜尋影片學習。

Q8 針對腰痛的急救方法中，需要注意什麼是不能做的嗎？

A 若在急救後仍需步行，請避免使用藥用貼布。

急救處理後，若不是在山屋內休息，而是需要從該處繼續移動的話，請避免使用藥用貼布。黏貼的藥用貼布受熱吸收汗水後，藥劑會變得黏稠。這時皮膚將無法呼吸，容易引起紅腫的皮膚炎。藥用貼布的消炎止痛效果不是直接影響在黏貼部位，而是經由皮膚吸收後，藉著血液循環發揮效果到全身。雖然將藥用貼布貼在疼痛部位會有一種安心感，也能處理腰部疼痛，但是基本上貼在身體的任何部位都會有效果。極端來說，貼在肚子上或腳上都會有作用。

另外，藥用貼布的藥效並不長，大約三至四小時左右。大多有疼痛的人會持續貼著，但是建議避免這樣做，而是讓皮膚休息。而且若有服用消炎止痛藥，消炎效果已經十分足夠，無須在腰部貼藥用貼布。若是使用彈性繃帶時，皮膚感到異常紅腫癢，應該迅速去除。

☑ 本篇重點

為了避免引起皮膚炎，在移動過程中避免在皮膚上黏貼藥用貼布。

Q9 下山後，腰痛仍未治癒，會對登山有影響嗎？

A 登山時非常有可能發現因日常生活習慣不佳造成的疼痛。

下山後仍持續慢性腰痛，非常有可能是因日常生活習慣不佳造成而非登山引起的。從事長時間站立或相反地長時間坐著的工作，可能會在不知不覺中累積對腰部的負擔。也有些人會受到開車姿勢的影響而引起腰痛。

登山時的運動負荷量，因長時間移動、背包重量、使用非日常會用到的姿勢等等，比日常生活大許多。因此經由承受如此的運動負荷量，可能會注意到日常生活中沒有注意到的腰部問題。

而只需要改善姿勢，便能緩解因日常生活習慣引起的腰痛。譬如主要在辦公桌前工作的人，可以透過拍照或是請同事或家人拍自己面向電腦的姿勢，檢視自己的姿勢是好是壞。

本篇重點

下山後若疼痛仍持續，就要檢視日常生活習慣，尤其重新檢查姿勢吧。

Q10 日常生活中可以做些什麼預防腰痛？

A 維持核心肌群吧。

預防腰痛的方法之一是避免維持相同的姿勢，需要經常活動身體。對於在辦公桌前工作的人，只要每三十分鐘到一小時左右起身動動腰和肩膀，促進血液循環也有助於抑制腰痛發生。另一個方法則是鍛鍊並且維持核心肌群。核心肌群指的是腹肌、胸部和背部的身體部位。核心肌群的肌力會隨著年齡增長而衰弱，因此想辦法維持不衰退，就不太有機會感到腰痛。

為了維持與加強肌力，需要養成運動的習慣，就像日常生活作息般持續每天進行。無須刻意的大型運動，也能在日常生活中鍛鍊到腹肌和背肌。例如在通勤中不要完全依靠在吊環，而是輕輕靠著站立。或是將棉被搬上搬下等每天必定會做的事情等。

本篇重點

留意要動一動身體的同時，嘗試在日常生活中增添核心肌力的活動。

Q11 藉由登山鍛鍊和維持核心肌群等肌力，是有可能的嗎？

A 可能，不過中間的登山活動間隔不能超過兩週以上。

我認為是有可能的。可是要達成這樣的目標，必須要以兩次之間相距兩週左右為基準持續登山。如果沒有辦法做到這個程度，只要到附近有高低起伏的道路步行，也能達到相同的效果。

若連每兩個月登山一次都無法達到，將無法維持核心肌群的肌力。距離最後一次運動達約四週後，不只是核心肌群，其他肌群的肌力和心肺功能都會無法維持並且下降。因此，想

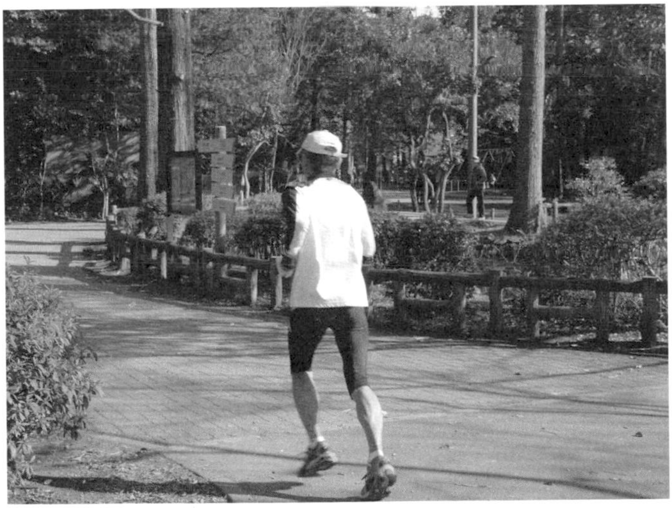

在沒有爬山的時間，安排並且持續慢跑等運動，以維持肌力。

以代謝當量為單位的各種運動強度

代謝當量	活動內容	登山類型
3.0	保齡球、排球、社交舞（華爾滋、森巴、探戈）、皮拉提茲、太極拳	
3.5	飛輪健身車（30~50瓦特）、自身體重訓練（輕、中度）、體操（在家進行，輕、中程度）、高爾夫（使用手拉車）、獨木舟	
4.0	桌球、強力瑜珈、廣播體操第一版1	
4.3	快走（平地，速度=107公尺/分鐘）、棒球、壘球、衝浪、芭蕾舞（現代芭蕾、爵士芭蕾）	
5.5	羽球	
6.0	輕鬆慢跑、重量訓練（高強度、健力、健美）、籃球、游泳（悠閒強度）	
6.5		健行
7.0	慢跑、足球、溜冰、滑雪、手球（比賽強度）	普通的登山
8.0	騎自行車（約20公里/小時）	探勘
9.0	跑步（約20公里/小時）	
10.0	游泳（自由式、高速、69公尺/分鐘）	山徑越野跑
11.0	跑步（188公尺/分鐘）、飛輪健身車（161~200瓦特）	攀岩

＊代謝當量和活動內容為參考日本厚生勞動省「塑造健康身體活動基準2013」，而登山類型的代謝當量則是參考山本正嘉的《登山的運動生理學和訓練學》。

＊代謝當量是身體活動等級衡量標準，以安靜地坐著為1的運動強度單位。

要透過登山或是步行來維持核心肌群肌力的話，建議要以每兩週一次頻率的運動負荷量為目標，至少有防止肌力下降的作用。

此外如右頁所示，也可以透過登山之外的運動，維持核心肌群等肌力。這個表格以代謝當量為單位區分運動的強度。理想上，在日常生活裡從事與目標登山類型同等的運動，儘管可能會有些困難的狀況，還是盡可能地完成代謝當量相近的運動吧。

本篇重點

為了維持核心肌群的肌力，必須維持每兩周一次的登山或同等負荷量的活動。也可以考慮步行和慢跑喔。

Q12 因腰痛而到醫院求診時，該注意什麼呢？

A 腰痛的原因不清楚的話，也能到內科求診。

如果感到腰痛比平時嚴重，建議盡速到醫院就醫。雖然一般腰痛會到骨科復健求診，但是由於腰痛的原因非常分歧，有時候可能是內臟器官引起的，所以可能很難做出正確的診斷。

到骨科復健就醫，也做了X光等檢查還找不出原因，而且疼痛仍十分嚴重的話，也可以到內科就診。當然骨科或復健的醫師也會依據患者的血壓和檢查結果，盡可能地做出綜合診斷，不過內科醫師和骨科復健醫師的觀點會不相同，為了避免因內臟引起疼痛的遺漏，也接受內科的檢查吧。

本篇重點

腰痛的原因不僅限於腰部機能損傷。疼痛持續不斷的情況，請接受包含內科觀點在內的綜合檢查吧。

Q13 登山途中跌落而腰部重重地摔到，該怎麼處理才好呢？

A 非常有可能會有重症的情況，基本上需要請求救難協助。

儘管嚴重程度取決於跌落時的姿勢以及落差距離，但若是明顯地跌落，腰部狠狠地撞到地面，並且有劇烈疼痛，非常有可能是重症。就像在交通事故中被車輛撞到所定義的「高能量外傷」，這是相當危險的狀況。

一般來說，登山者從高處墜落後，不只腰部，頭部和內臟器官也難免受傷。若是仰面跌落，背包能有緩衝作用而最終可能是輕傷，但是也有可能有肉眼看不見的壓縮性骨折和骨盆骨折。因此即使乍看安然無恙，也應該要考量會有重症的可能。

再者，若腰部受到重傷，位於腰部周圍的器官也可能受到損傷。在這種情況下，無法從外觀判斷症狀，不少案例的症狀是經過一、兩小時後，器官才開始衰弱。尤其因跌落或滑倒而傷到腰的人，常常會有骨盆骨折的狀況，但是這是從外觀上無法看出的。也曾有案例是跌落後看起來還正常的人，突然停止說話，接著心肺驟停。

因跌落而傷到腰的情況，本身很難自行處理，需要由同行者或附近的登山者協助進行急救。遇到這樣的情況，首先要先要將患者從跌落的地方，移動到安全穩定的地方。儘管要緩緩地移動患者，但是若有落石或再次滑落的可能，即使有如明顯骨折的狀況，也請用拖雙肩法移動至較為安全的場所。

在請求救難的同時，也需要在必要時施予急救措施，注意保暖狀況並且持續觀察。然而，最要緊的是將患者送往醫療機構。如果手機打不通的話，也盡最大的可能向其他登山者請求協助請求救難。

本篇重點

腰痛劇烈也可能是內臟器官受損。

若狀況突然惡化，基本上要以重症的處理方式面對。

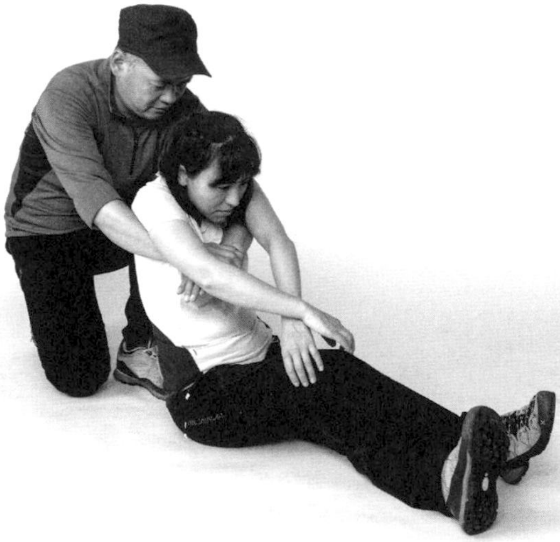

拖雙肩法。從患者的背後拉動身體的緊急搬運法。（疑似脊椎受傷者除外）

Q14 若非外傷的腰痛在登山途中加劇，該怎麼辦呢？

A 多少忍耐一下，先下山吧。

遇到這樣的情況，可以的話盡速下山。一旦往醫療機構移動，即使腰痛惡化也能接受治療，這是安全的作法。

在移動過程中感到劇烈疼痛，強烈建議不要停留在原地觀察情況如何，當下還能移動的話，多少忍耐一下盡快下山。若疼痛難耐而無法移動，就應該考慮請求救難協助。實務上，就有不少扭到腰而動彈不得的登山者，請求救難協助後送到醫院。

有些人可能認為只是扭到腰而已，但是扭到腰的症狀因人而異，有些人將會無法改變姿勢，有些人則是無法行走。在這樣劇烈能痛的情況下，留在山中觀察情況是非常危險的，應該盡一切可能盡早下山吧。

本篇重點

有劇烈疼痛仍滯留山中是很危險的。最優先該考慮的是盡快下山。

Q15 我有慢性腰痛，前往爬山沒有問題嗎？

A 即使有腰痛還是有可能登山。

即便有腰痛，登山也不無可能。但是在規劃登山計畫時，選擇合理的路線是相當重要的。例如搭乘大眾運輸工具下降以減輕負擔就是不錯的想法。

帶著腰痛的步行速度往往會變得比較慢，所以同行者的選擇也非常重要。希望能找到可以考量因腰痛狀況而配合自己步伐的人，但是在彼此仍不太熟悉的情況時可能會有些困難。因此對於有腰痛的登山者來說，找到相似步伐的朋友是最好的。

另外，登山無可避免的要背負背包。減少負重固然有助於減輕腰部負擔，但是減少過多則可能會沒有足夠的裝備面對突發狀況。一般會盡可能地輕量化後，接著一步步檢視登山時真正需要的裝備，大致上就可以決定背包的重量。

當以縱走等長途路線為目標時，若是團體登山前往，可以麻煩體力充沛的隊員攜帶共同裝備。而預算允許的話，也可以利用近年來推出多種的輕量化裝備。而使用登山杖不但對膝蓋疼痛，對於腰痛舒緩也是有效的。最後，安排休息時間也很重要，能在疼痛加劇前動一動促進血液循環。

順帶一提，從預防腰痛的觀點來看，可以將背包重量控制在最多到十四公斤當成一個準則。以我自身的經驗，如果超過這個重量便會感到不舒服，而這也是我覺得能安全下樓梯的重量。單日行程的話，推薦七至八公斤左右，便能舒適地步行。

本篇重點

對於有腰痛的人來說，規劃登山計畫更為重要。選擇合理的行程，保持背包輕量化。

Q16 經過手術的腰恢復到原來的狀態會很難嗎？

A 在感覺不到障礙的情況下十分有機會復原。

就算因椎間盤突出症或椎管狹窄症而進行腰部手術，由於人體有修復的運動機能，通常可以恢復到感受不到障礙的情況。運動選手受到嚴重傷害後也會接受手術，然後會再透過訓練和使用護具改善運動機能和預防症狀復發，同時精進表現，一般的登山者也能如此。這不僅限於腰部，也適用於身體的其他部位。

然而，有一個問題是腰痛不會輕易地消失。許多案例是即便經過手術，肌肉和骨頭的問題仍然存在，使得疼痛持續發作。此外，這些狀況會隨著年齡增長而產生變化，可能會沒辦法感覺到完全治癒的一天。儘管如此，還是可藉由持續紮實的重量訓練和康復訓練，盡量地恢復到健康狀態。目標明確，清楚地告訴醫師並討論，以恢復運動機能。

本篇重點

雖然有可能復原，還是必須和醫師討論並且進行康復訓練。

Q17 做伸展體操等能夠預防腰痛嗎？

A 參考影音分享平台等的內容也是方式之一。

我認為這是有可能的。如果真的苦於腰痛並且想要藉由扎實認真的訓練擺脫它，建議可以到健身房或康復中心等場所接受運動教練的指導。除了可以檢視身軀的柔軟度和肌肉狀況等，還可以同時獲得最有效的訓練方式與指導。不過，這個方式需要花費時間和金錢。

而若是沒有那麼嚴重的腰痛，近期在Youtube等影音分享平台上，可以看到許多大型醫療廠商和瑜珈教練介紹針對解決腰痛的體操影片，不妨可以參考這些影片試試看。

但是仍有一些不盡相同的狀況，例如即使嘗試做和影片內一樣的動作，除非能看到自己的樣子，否則無法做出完全相同的動作。與接受教練指導相比，效果還是有限的。儘管如此，從模仿動作開始練習。我認為這是養成運動習慣的好方法。

本篇重點

想要解決腰痛，請接受運動教練的指導。看線上影片練習也能有幫助。

Q18 請教我如何早點發現腰痛等身體異常狀況。

A 從日常生活的動作觀察吧！

我認為在日常生活裡可以養成做一些使用到腳和腰動作的習慣。關鍵不在一定要每天做，而是能頻繁地做的動作。若有一天發現平常做的動作，居然會感到疼動甚至難以做到時，就會發現這是身體出現問題的跡象。

前往爬山的時候，可以預想會因疲勞或是受傷而無法做出平常的動作，但是這可能是暫時性的疼痛。但是，若這些一直以來在生活中能毫無問題地進行的動作，開始感到疼痛的話，那麼這就有可能是異常情況的跡象。例如，快走的時候，感到腰部下緣周圍有平時沒有的疼痛，則有可能是那個部位有問題。當到醫院就醫時，可以具體地告訴醫師異常狀況和疼痛情形，這將協助醫生做出更準確診斷的依據。

本篇重點

養成每天進行稍有負荷的動作習慣吧。

說明4 是不是不要把自己的藥品轉給其他人使用？

日本《藥機法》（台灣為《藥事法》）規定，使用醫師開的處方籤藥品僅限該位患者，不建議給其他人使用。而成藥（市售藥）也是，經藥局的藥劑師給予建議所購買的藥品，基本上不建議讓其他人使用。

例如，消炎止痛劑LOXONIN S過去因為藥效強而需要醫師的處方籤，今日卻可以買到效果相同的成藥。不過購買時還是需要經由藥劑師確認，「沒有過敏等病史」、「有沒有喘氣」等。這些藥品是經過如前述的確認後購入，為自己專用並且在必要時使用。

限定個人使用的原因是，每個人對於該款藥品的過敏反應不同。普通的過敏反應大多為起疹或是皮膚發癢。但是全身性的急性過敏卻可能會引起過敏性休克，將會導致血壓迅速下降或是失去意識。這時需要在十五分鐘內使用藥劑治療，在山裡是十分困難的。

如購買日本市售藥，日本有分為三類：第一類醫藥品、第二類醫藥品和第三類醫藥品。藥效強的第一類，需藥劑師出售，因曾有副作用或相互作用的案例，使用上需要特別注意。而第三類並不意味完全沒有這些問題，所以絕對不要給其他人使用，或是從其他人手中接受使用。

另外，第一次使用的藥品十分有可能會有發生過敏反應。因此，避免在山中首次使用，而是在能處理過敏反應的場所（如自己的家）先用過一次，確認沒有過敏反應後再帶到山上才是安全的作法。

【腳踝的問題篇】

解答者 柴田俊一 醫師

Q1 在登山途中扭傷腳踝，請教我急救的方法。

A 進行RICE法治療後，盡速下山。

理想上如果腳踝扭傷了，應該一步也不動地直接前往醫院。然而，這在山裡是不可能的，因此必須在能控制風險的情況下，設法自行下山。

一般的急救方式會採用「RICE法」，分別是休息（Rest）、固定（Immobilization）、降溫（Cool）和抬高（Elevation）。進行這個療法最重要的是要具備急救的知識和器材，例如固定時的包紮方法、登山杖使用方式等。

首先，移動至沒有落石等沒有危險又穩定的地方，將扭傷的腳抬高放在背包上並且冰敷。在山上，降溫的方法是噴灑冷凍噴劑在淋濕的毛巾上。而為了防止凍傷，冰敷約二十分鐘後休息約一小時，接著再冰敷約二十分鐘。

根據扭傷程度和當天能夠移動的時間，休息一個半小時至兩小時左右後，用彈性繃帶固定腳踝，接著使用登山杖開始下山。然而，經過冰敷和包紮後，步行會有限制，嚴重時大約三十分鐘腳踝會腫脹至無法前進。在這樣的情況下，需要盡早做出判斷並且評估緊急露宿。

不過無法按照預定時間下山，不得不緊急露宿時已經算是遇難了。因此，應該將嚴重扭傷認定為遇難的門檻。當症狀嚴重時，請求救難也是一種選擇。儘管可能認為因扭傷而請求救難會有點……但是這可以將惡化的風險降到最低，不但能夠早日治癒，也可以提高預防未來身體發生狀況的機會。

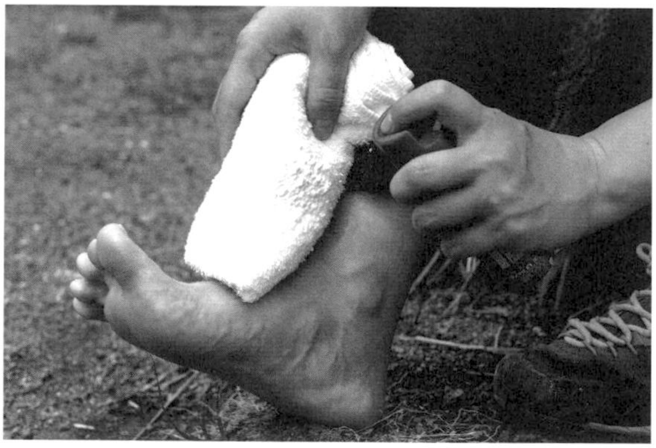
使用冷凍噴劑為腳踝冰敷。

☑本篇重點

用RICE法治療，當扭傷程度嚴重時，有必要請求救難。

Q2 歸根到底，扭傷到底是怎麼樣的狀態呢？

A 固定關節的韌帶損傷。

扭傷，是位於關節的韌帶受傷。韌帶主要圍繞在關節周圍，連結骨頭與骨頭的纖維狀組織。除了將骨頭連結在一起之外，韌帶的另一個主要作用是抑制關節的運動。手指、手肘或膝蓋能停止在伸直的狀態，便是由韌帶發揮固定的作用。而扭傷是對關節施加過大的力量，導致韌帶拉傷或斷裂的狀況。

登山過程裡跌倒時，可能會扭傷手腕，不過腳踝仍是最常見的。在山徑步行沒有注意到坑地等地形，使腳在落地時因扭曲又施加過大的力量，導致韌帶拉傷或斷裂的案例屢見不鮮。

本篇重點

韌帶會因為超過關節活動範圍的動作，過度用力而損傷。

Q3 請問扭傷會復發嗎？

A 曾扭傷的腳踝非常容易復發。

扭傷的治癒時間，症狀輕微為數日，一般通常需要三週左右，時間的長短取決於傷處被移動的程度。在登山時扭傷，也必須步行才能下山時，即使症狀嚴重也不得不忍耐移動，所以治癒時間會比在都市內還要多三倍以上。

曾經有扭傷經驗的人，可能自己沒有注意到，但受傷部位的構造會變弱。即使當時是輕微的扭傷，在走路時對周圍的肌肉和韌帶額外帶來施加負擔，引起嚴重地腫脹。這將更難以治療，特別是兩條以上的韌帶斷裂時，關節的支撐力會減弱，讓走路時呈現奇怪的姿勢，進而引起更多的疾病。

因此，盡可能地不要扭傷。也不僅是扭傷，事實上任何受傷都會導致身體的平衡出現狀況。少年時期、青年時期的扭傷，或任何受傷造成身體肌肉衰弱，對四十歲以後會有非常大的影響，所以預防的觀念非常重要。

Q4 請問有預防扭傷的好方法嗎？

A 進行下半身為主的伸展運動吧。

主要是增加關節的活動範圍。關節是有活動範圍的，若日常生活中不常運動，關節不但會變得難以活動，活動範圍也會變得窄小。在這樣的情況下前往登山，只要稍有勉強的動作，關節超出活動範圍就會造成扭傷。因此，每天做一些伸展運動，擴展關節的活動範圍，便能增加預防扭傷的狀況。

首先，關鍵是軟化腳踝和腳全部的肌肉。接下來會以圖片的方式介紹推薦的伸展運動。另外，不僅是腳踝，有些小腿前側和小腿肚肌肉僵硬的人，也會因活動範圍狹窄而扭傷，請特別留意。

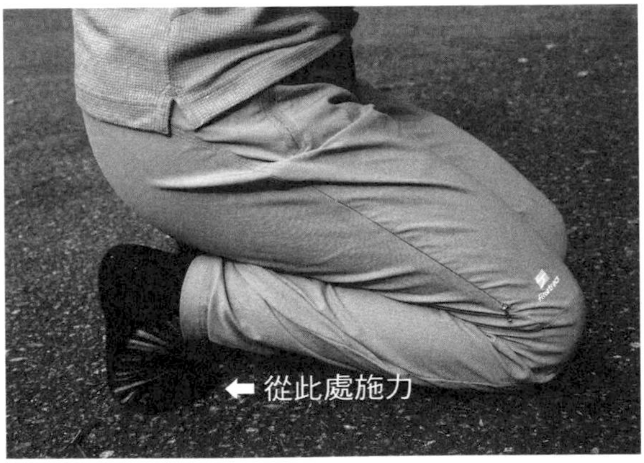

向前伸展。如正座般的姿勢，膝蓋彎曲，腳趾著地，將重量放在腳大拇指上，和小腿前側一起拉伸，持續約二十秒。

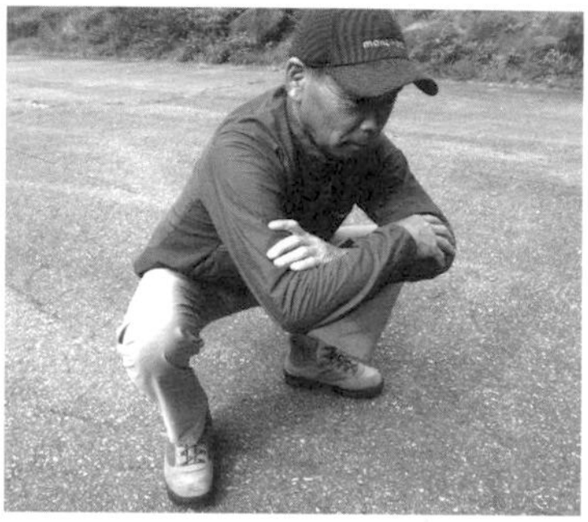

想要了解自己身體的柔軟程度，可以藉由所謂的「亞洲蹲」作為基準。無法順利做到的話，一般認為柔軟度偏低。

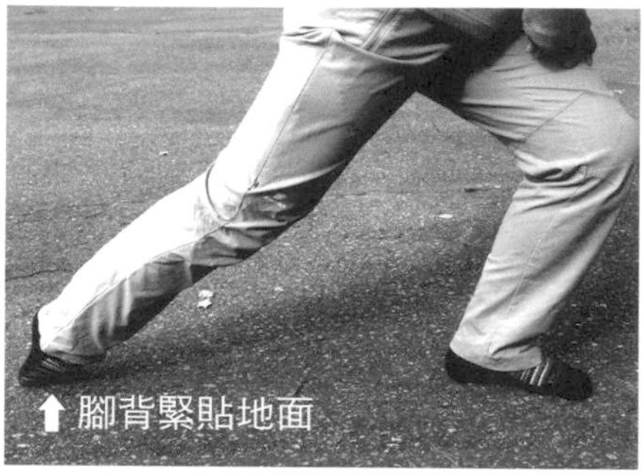

向後伸展。重心放在非伸展側的膝蓋，伸展側的腳背緊貼地面。一旦膝蓋碰到地面立刻抬起，伸展約二十秒。雖然正座也能得到相同的效果，但是腳踝僵硬的人突然正座會引起韌帶疼痛，因此先試試看這個方式吧。

本篇重點

每天做伸展運動，
擴展腳踝周圍關節的活動範圍很重要。
曾扭傷的腳踝非常有可能再度扭傷，
也有可能引發其他疾病。

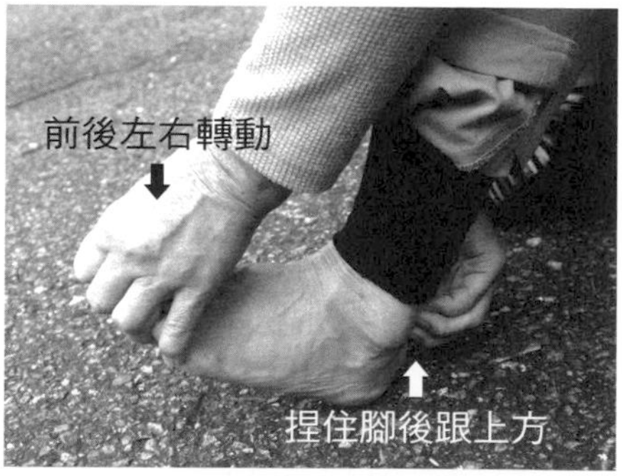

腳後方伸展。腳踝外側有跟腓韌帶，內側有三角韌帶，是得以進行細小移動的重要部位。因此，在不需要特別留意的場所，用拇指和中指捏著腳跟的稍上方，用另一隻手握住腳趾，使腳踝前後左右轉動伸展。

Q5 請教我預防腳踝扭傷的走路方式

A 了解自己走路的習慣很重要。

理想上觸地的腳應該呈現平足狀態，腳底與地面平行。以及該腳在承受體重時，腳、膝蓋和髖關節呈現一直線才是正常的狀態。

平常在山中行走時，檢查腳是否水平地與地面接觸。若一開始是從小指、拇指或是腳跟側著地，需要特別注意。另外，看著面腳著地時，檢查膝蓋的位置，若不是在髖關節和腳的連線上，無論是在內側還是外側，也要特別留意。

此外，許多案例是突然因某件事情不留神而扭傷腳，即使平常都小心翼翼，所以為了避免出乎意料的腳踝活動，仔細地觀察著陸地面也很重要，選擇水平而且盡量面積大的地方。若接觸的地面是樹根、鬆動石頭或碎石而可能會滑倒或跌倒，因此縮短步伐並且謹慎地前進吧。而如果因落葉或是草地而看不清楚地面也要特別留意，寧願麻煩地一步一步摸索，也不要盲目前進。

若能以前述方式控制腳部，由於腳踝不太可能往意料之外的方向移動或是做出不尋常的動作，加上能調整自己的步伐，將有助於預防扭傷。雖然維持專注有點困難，但是要養成雙眼注視著陸地面的習慣。

再者，許多扭傷的人都是因為轉身回應後方呼喚時扭到腳。突然轉身回應相當危險，所以要盡量避免大聲呼喊前面的人。也養成需要回頭時，必須先停下腳步再轉身的習慣吧。

☑本篇重點

留意用平足狀態移動，可以降低扭傷的可能性。

Q6 有沒有東西可以預防扭傷復發？

A 推薦穿著高筒登山鞋。

穿著合腳的高筒登山鞋並且正確地繫鞋帶，加上鞋子本身硬度就有助於支撐腳踝的效果。使用鞋墊也是有效的，能讓鞋子更加合腳又能保持腳部平衡。

而使用運動貼布也有效果，我本身喜歡用肌能系的運動貼布（肌內效），它能夠支撐並且簡易地固定肌肉。不過為了達到正確的效果，必須依照肌能系貼布特定的貼紮方式，所以事前練習是必要的。

本篇重點

除了選用剛剛好合腳的高筒登山鞋，使用鞋墊與運動貼布也有效。

Q7 請教我如何預防下半身（腳踝、膝蓋、腰部）出現狀況的步行方式

A 關鍵是步行的同時，能夠促進下半身的血液循環。

一般來說，登山時步伐小又動作小比較不會累。不過，一直保持小步伐移動的缺點是容易疲累。而動作變小則使新鮮血液難以流入腳和腰，疲勞物質等容易蓄積。

為了防止前述的狀況，相反地建議用關節活動較大的步行方式。較大的活動不但可以讓肌肉吸收新鮮血液和氧氣，而且利用下半身整體的肌肉能減少關節肌肉的工作量，進而達到不易疲累的效果。

話說回來，過大的步伐會消耗能量，心跳也會加快。所以關鍵是在心跳不會增加太多，

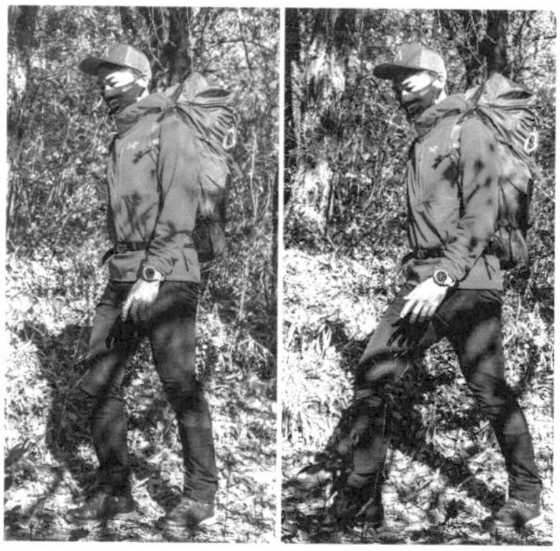

登山時基本的步行方式是小步伐（左）。不過在沒有困難的區間，稍微增加步伐，使關節有較大的活動，能不容易感到疲累（右）。

雙腳又能不斷地活動的狀態下步行。但是這個狀態存在個體差異，有點難以表達，大致上就是不過於費力地持續走路。重點是維持不需要特別用力又不會疲累的自然步伐。

另外，如果始終以相同的步伐前進，關節周圍肌肉的活動範圍也會維持相同。為了避免這種狀況，可以善用有高低落差的地方，也可以在連續階梯時轉換身體的朝向，讓關節有時候彎曲有時候伸直地變化的步行方式，也是有效果的。

本篇重點

藉由有意識地改變步伐，在行走時伸展肌肉，能夠預防下半身受傷的問題，以及抑制疲勞。

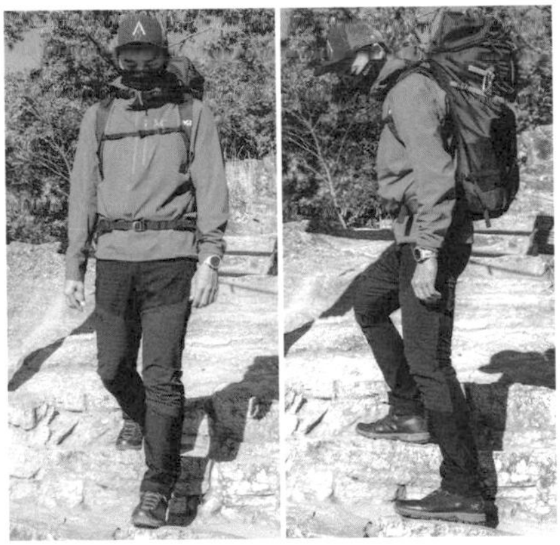

遇到即使可以直接向下的階梯，若身軀正面往左或右側轉動再移動，關節周圍的肌肉便能不容易感到疲累。

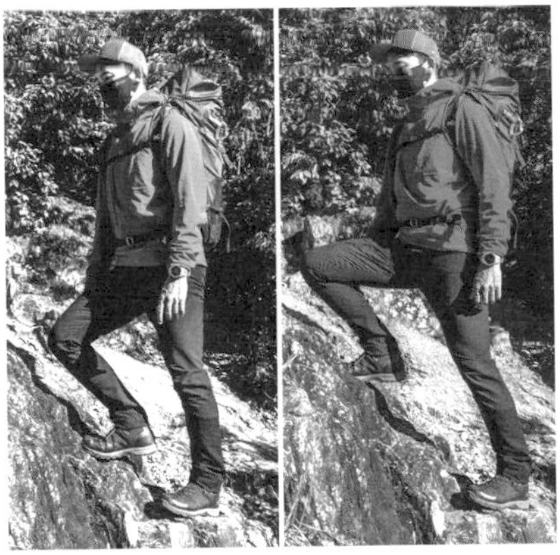

出現高地落差時，建議稍微抬高腳步改變關節的動作

Q8 當腳踝受傷而到醫院求診時，需要注意什麼嗎？

A 若有任何的疑慮，請立即就醫。

在登山途中腳踝受傷而下山後有任何不安，應該立即就醫。但是在例假日時會由值班醫師負責，值班醫師不一定擅長這個問題。有一般的內科或骨科復健運動醫學相關的醫師值班的話，便可以獲得適當的治療。

然而，如果沒有明顯的急迫性，建議回到家後再至附近的骨科復健就醫會比較好。因為根據症狀的不同，治療時間可能比預期來的長，會需要不斷地回診。為了因應這樣的狀況，一開始直接去一間交通方便的醫院就醫也是一種方式。

本篇重點

若有急迫性，下山後馬上就醫。沒有的話，到住家附近的醫院比較方便。

說明5 使用時要特別注意的芍藥甘草湯

爬山途中汗如雨下，遇到較大的落差想要抬高腳跨越的瞬間，大腿或小腿疼痛湧上，感覺到異常收縮而且無法動彈，這就是腿部抽筋。

腿部抽筋的原因一般認為有四種：肌肉緊張、水分不足、血液中的電解質均衡異常和神經過度興奮。因此，急救措施的第一步是在安全的地方坐下，讓體重不會壓在腳上，以釋放肌肉的緊張，同時放鬆神經。

接著在攝取水份的同時補充電解質。電解質會不足是由於在登山途中，伴隨汗水流出鈉質和鉀質。因此飲用能和水一起攝取的運動飲料效果是最好的。而在大汗淋漓又腿部抽筋時，可以額外服用鹽碇以大量補充鈉質。

如前述般休息又補充水分和電解質，大約經過三—十分鐘腿部抽筋便可以緩解，能用正常的方式步行。

只不過當大量攝取幾乎不含電解質的「水」，因稀釋作用進而使電解質均衡異常，更可能導致個性轉變或精神異常、痙攣、嗜睡（呈現恍惚和淺眠等狀態）等問題。

因此，為了快速緩解腿部抽筋，飲用中藥「芍藥甘草湯」的方法在日本被廣泛地使用。喝下芍藥甘草湯的幾分鐘後，人體會釋放儲存在細胞內的鉀質，讓血液內的鉀質恢復至正常值，腿部抽筋即可以緩解。

但是其效果是有限的，因為每個人的個體差異，以及鉀質能釋放的時間大約為十五至三十分鐘而已。有些登山者為了預防腿部抽筋而固定在登山前服用，但是在那個當下已經釋放鉀質，所以之後實際發生時再次飲用也不會有效果。而且飲用此方會使血壓升高，帶有動脈硬化的人可能會引發心肌梗塞，需要特別注意。

許多人說飲用芍藥甘草湯後身體變得輕巧了，的確是有樣的效果，但是這只是暫時的。接下來還想要持續登山的話，應該確實地讓雙腳休息，並且透過運動飲料等補充水分和電解質。

第2章

高山症、中暑、凍傷、失溫症狀、皮膚問題

與山難有關的疾病或受傷Q&A

【高山症篇】

解答者 千島康稔 醫師

Q1 抵達高海拔的山屋時，頭開始痛了起來。請問這是高山症嗎？

A 如果海拔超過二千五百公尺以上，非常有可能是高山症。

判斷是否為高山症，在醫學上是有定義的。首先如果發生頭痛，接著同時伴隨「腸胃疾病（如食慾下降、噁心）」、「疲累、四肢無力」及「頭暈目眩」等三種症狀，即可懷疑是高山症。

有一套名為「路易斯湖高山症評估標準」的自我評估系統，能夠量化高山症的症狀，可以作為參考。而雖然這套系統是提供給高山醫學的研究人員使用，非專業人士不能用來診斷及治療，但是它有助於從症狀中判斷嚴重程度。依據這套評估系統，頭痛加上噁心、暈眩等症狀，合計共三點以上的話，可以判斷是高山症。然而，也曾有些人沒有頭痛症狀，卻罹患高山症。

一般來說，人前往海拔超過二千五百公尺以上的地區便容易罹患高山症。特別是不熟悉山區環境的人，四人中就會有一人出現高山症的症狀。此外，據說到國外海拔約四千公尺的地方健行，會有約一半的人會得高山症，不過實際觀察該海拔高度的登山者，似乎沒有這麼多人有症狀。即便如此，我還是認為高度超過約二千五百公尺，有些人甚至二千公尺就有可能引起高山症。

使用路易斯湖高山症評估標準的自我評估系統

1 頭痛	0	幾乎沒有
	1	輕度
	2	中度
	3	嚴重頭痛
2 腸胃症狀	0	食慾良好
	1	沒有食慾，有暈眩狀況
	2	感到相當噁心，有嘔吐
	3	無法忍耐程度的噁心及嘔吐
3 疲累、四肢無力	0	幾乎沒有
	1	稍有有點
	2	相當嚴重
	3	無法忍耐
4 頭暈目眩	0	幾乎沒有
	1	稍有有點
	2	相當嚴重
	3	無法忍耐
頭痛加上其他症狀的點數，合計超過3點以上的話，即為高山症。 嚴重程度判斷標準 ●輕症：3～5點；中度：6～9點；重症：10～12點		

＊根據日本登山醫學會「路易斯湖急性高海拔疾病評估標準二〇一八年版」。

不過要注意的是，高山症會在抵達高海拔地區三至四小時後才會有症狀。高山症發作的人，體內的水分代謝平衡會崩壞。簡單來說，因細胞和細胞之間的積水而呈現腫脹狀態，因此頭痛是頭部腫脹，而噁心是胃腸黏膜腫脹所引起的症狀。這些症狀不會突然出現，可能需要數小時才會發病。

因此，如果到高海拔地區馬上頭痛，可能不是高山症。請務必留意，高山症可能需要幾個小時才會出現症狀。

☑本篇重點

抵達海拔二千五百公尺以上的場所，經過數小時後，出現頭痛及其他身體不適，出現高山症的可能性便十分高。

Q2 第一次前往高海拔的山之前，請教我預防高山症的方法

A 補充充足的水分，以及緩慢地爬升非常重要。

隨著海拔上升，氣壓會下降，同時空氣中氧氣的壓力也會下降，造成身體會越來越難吸收氧氣。由於引起高山症的原因是體內的氧氣不足，所以最好讓身體習慣在低氣壓的狀態下爬山。

短時間內迅速地提高海拔高度，並且持續駐留在那個高度的話，非常容易造成高山症。因此為了預防高山症，關鍵在不要急速地上升，而是一點點地增加海拔高度。建議速度比平時攀爬低海拔的山時再緩慢一些，一邊和同行者交談，一邊步行也不會感到喘為目標。

接著，為了盡可能地讓更多的氧氣進入到體內，一邊爬山一邊深呼吸吧，「噘嘴式呼吸」也十分有效。在高海拔地區，補充水分也很重要。

另一個需要注意的是，登山之前的身體狀況管理。快要感冒或是即將康復時，尤其是有咳嗽或是流鼻涕的症狀，吸收氧氣的能力會減弱，在這樣的狀態下，將比平時更容易引發高

山症。例如，即便是每天攀登日本北阿爾卑斯山脈的登山嚮導，有輕微感冒的情況下強迫自己爬山，也會出現類似高山症的症狀。因此，事前的身體狀況管理非常重要。

本篇重點

關鍵在爬山時切勿徒增不必要的攀升速度，並且有意識地補充水分。

若身體感到不適，判斷是否取消爬山也很重要。

Q3 請教我預防高山症的呼吸方法

A 用增加口腔壓力的呼吸方法吧。

有一種名為「噘嘴式呼吸」的呼吸方法，對於預防高山症相當有效。這是一種藉由稍微鼓起臉頰產生阻力以增加口腔內的壓力，然後盡可能地延長吐氣的呼吸方法。想像吹蠟燭般地吐氣，會不會更好理解呢？

具體來說，用鼻子吸氣兩秒，再用嘴巴吐氣四秒。不過，這種呼吸方法的關鍵是增加口腔壓力地吐氣，若能讓吐氣的時間更長，效果會更好。例如在休息時，吐氣延長到六至十秒左右。

這種呼吸方式之所以好，是因為當增加口腔壓力時，相對的肺部壓力也會隨之提高，與下降海拔高度的方式一樣，可以達到增加壓力的效果。另一個原因是反覆地淺呼吸時，讓空氣進入肺部中的小房間，即肺泡，這處會因痰或是黏液而塌陷。但是透過有壓力地吐氣，可以讓肺泡撐開，恢復其功能。持續噘嘴式呼吸數分鐘後，即使回到正常的呼吸方法，仍然能在一段時間內保持良好的呼吸，就是因為這種呼吸方法有復位塌陷肺泡的作用。

而這種吸呼方法實際上也使用於肺部功能不好的人所配戴的呼吸器。呼吸器有一種設置模式是在吐氣時施加阻力，藉以達到與噘嘴式呼吸相同的效果。

透過這樣有意識地改變呼吸方式，即使在高海拔地區，也能穩定地吸收氧氣並且維持肺部機能。此外，就算開始出現高山症的症狀，身體也十分可能早已適應而不至於讓症狀惡化。因此，當感到不舒服的時候，儘管有意識地噘嘴式呼吸，這可能會認為很麻煩，但考量到讓身體舒緩，請努力好好地呼吸。

本篇重點

藉由對肺部施加壓力的呼吸方法，得以維持肺部機能，並且預防高山症和緩解症狀。

Q4 請教我在海拔二千五百公尺以上的山屋過夜時的注意事項

A 讓身體休息直到適應這樣的海拔高度。

首先，盡量減少氧氣用量，盡可能地避免活動，讓身體休息。這不僅可以防止出現高山症的症狀，而且即使出現時也有緩和症狀的作用。

此時需要注意的是，抵達高海拔地區後直接小睡並不是好事，因為睡著時呼吸頻率會降低，相較於清醒時更容易出現高山症。實際上許多人中午過後抵達位山脊線上的山屋立即小憩片刻，晚餐時間醒來時感到頭痛、身體不適或沒有胃口。爬升到一定的海拔高度後，馬上躺下睡覺三至四小時，睡醒後出現症狀，這即是高山症發病的典型案例。

說到這裡，一般會認為躺下是讓身體休息最好的方式，所以可能會覺得只要留意不要在這個姿勢下睡著就好。然而，也須注意避免這樣的姿勢，因為當身體躺下時，內臟器官之中較大的脾臟和肝臟會擠壓橫膈膜，使得呼吸變淺。

因此與其躺下，不如倚靠在折疊的睡袋或倚牆，將上半身抬高三十度左右。大約在這個角度，相反地能使脾臟和肝臟將橫膈膜向下拉，能夠加深呼吸。另外，簡單地散步或是坐著聊天也是一種良好的預防高山症休息方法。

本篇重點

避免躺下睡覺，而是抬高上半身休息。
輕鬆地散步也非常推薦。

Q5 有沒有簡單易懂的方式知道是否罹患高山症？

A 使用血氧機檢測血氧飽和度是一種指標方式。

有一款名為「血氧機」的儀器可以檢測血液中的血氧飽和度（SpO2）。這種儀器可以測量身體內可以吸收多少的氧氣，而其結果可以作為判斷高山症的指標。

血氧飽和度會以百分比型式顯示。在海拔接近〇公尺的都會區數值約為九十八%，如果在這樣的高度正常呼吸卻只有九五%，表示已經達到必須前往醫院接受氧氣治療的程度。不過隨著海拔升高，血氧飽和度會逐漸降低，海拔高度約二千七至三千公尺的平均值為九〇%，可以作為一個參考。但是由於個體差異，八五%左右是可以接受的數值。若低於這個數值並且出現劇烈頭痛，即是高山症發作。

血氧飽和度也可以用來噘嘴式呼吸檢查是否有效，以及是否確實做好。例如一個血氧飽和度為八七

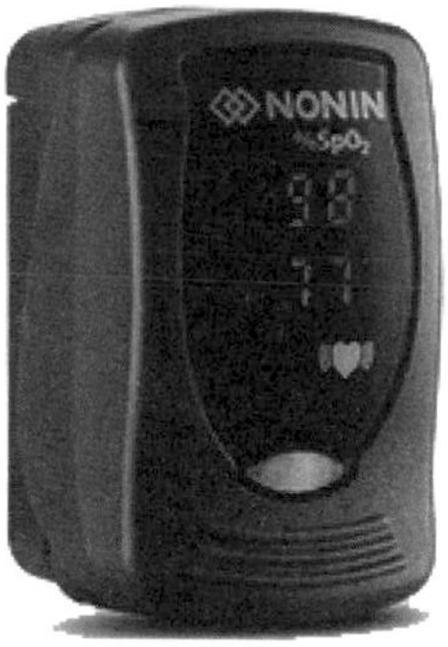

醫療從業人員用的血氧機 Onyx® Vantage 9590（Star Product株式會社代理）

至八八％並且感到不太舒服的人，經過十次噘嘴式呼吸，血氧飽和度將迅速上升到九三至九四％。在確認數值的同時保持噘嘴式呼吸，便能緩解不舒服的感覺，也能更容易預防高山症。

另外，即使在海拔三千公尺的地區沒有出現高山症反應的人，除非有意識地呼吸，血氧飽和度也會降到九〇％左右，這也已經達到在鬧區中需要接受氧氣治療的程度。因此，必須瞭解到在高海拔地區會處於低氧狀態，大腦的活動能力會在不知不覺中減少，判斷能力也會較平時弱。

最後，儘管血氧機十分有效，但是廉價的款式在高海拔地區可能會不準確。所以在購買時要查明產品是否獲得醫療器材認證，以及是否能在三千公尺左右的高度運作。

本篇重點

血氧飽和度不單單能了解身體的狀態，對於確認深呼吸是否有效果也有幫助。

Q6 除了呼吸方法之外，還有其他因應高山症的處理方式嗎？

A 補充水分非常重要。

水分補充，與深呼吸（噘嘴式呼吸）同樣重要。了解自己的身體在登山移動過程中損失了大約多少水分，再依據這個數量補充水分吧。

如果出現頭痛、沒有食慾、喝不下水，並且覺得噁心嘔吐，服用消炎止痛藥可能是一個解決方法。然而需要特別注意，藉由服用消炎止痛藥以緩解疼痛，只是治標不治本的對症治療。事實上，也有些人服用止痛藥後，高山症症狀緩解便就寢，但第二天早上起床後症狀反而更加嚴重。所以應該將服用這些藥物視為一種不得已的解決方式，只有在非常不舒服的時候，緩解一時的症狀。另外，在服用消炎止痛藥的同時大量飲水和使用深呼吸等方法，之後的高山症症狀就有望減輕。

此外，有些人會攜帶隨身氧氣瓶，但是它並無法治癒高山症。如果給有高山症的人吸氧氣以緩解症狀，需要每分鐘持續給予0.5至1公升的氧氣。在短時間內以噴霧形式吸取有限的氧氣，也只能提供暫時平靜地呼吸，緩解無法呼吸的感覺，隨身氧氣瓶不太可能解決頭痛或是噁心感。

面對有明顯高山症症狀的人，最有效的方法就是降低海拔高度。即便非常難受，在周圍的人的協助下盡速降低海拔高度，即使只有幾百公尺，症狀也能得到緩解。前面已經介紹如何藉由補充水分和深呼吸使身體適應環境的方法，但是如果症狀仍未緩解，應該積極地降低海拔高度。

本篇重點

補充水分十分有效。藥物的效果是暫時的，當症狀嚴重時，降低高度是唯一的方法。

Q7 當高山症惡化時會發生什麼事呢？

A 大腦可能會腫脹，導致意識喪失。而肺部可能會積水，造成呼吸困難。

除了頭痛和噁心感之外，高山症的症狀還包含大腦腫脹的高山腦水腫和肺部積水的高海拔肺水腫，這些都是相當嚴重危及生命的症狀。據說這兩種情況都會發生在海拔超過四千公尺的地方，實際上國內三千公尺等級的山區就已經有許多案例。

判斷自己高山症是否惡化，可以看看頭痛和頭暈的嚴重程度。例如發生頭痛並且服用消炎止痛藥，不但沒有緩解甚至變成劇烈的頭痛。或是噁心導致反覆嘔吐、無法喝水。又或是頭暈不只稍微暈的程度，而是感到天旋地轉。出現前述的情況時，便是症狀惡化的徵兆，需要留意高山腦水腫和高海拔肺水腫，這已經不是深呼吸、補充水分，再觀察看看的程度了，請評估盡快下山。另外也要注意的是，高山腦水腫或高海拔肺水腫可能沒有任何徵兆而突然出現。

罹患高山腦水腫時，理解能力和判斷能力會變得遲鈍，也就是所謂的定向障礙。但是由於判斷受損，自己難以觀察到這點。徵兆包含走路時感到奇怪的頭暈目眩、精神恍惚、無法想起不久前發生的事情等等。不過通常周圍的人都能看出來，並且發現有不對勁的地方。

觀察周圍的人時，看看那個人的樣子，如果注意到他們似乎對事情無動於衷或是處於某種茫然的狀態，就要特別警覺了。接著，如果感覺他們恍恍惚惚睡眼矇矓，而且在試圖與他們交談時，發現他們心不在焉。又或是他們不能直線前進，看起來頭暈目眩，他們可能罹患高山腦水腫，中樞神經系統和腦部已經受損。

罹患高海拔肺水腫時，在一定程度內是可以自行判斷的。剛開始會突然劇烈咳嗽，或是走幾步便出現呼吸急促而無法行走。接著開始咳出粉紅色的痰或是吹出泡泡，便可以判定已經發病。又或是周圍的人發現臉色發紺、呈現紫紅色，也是罹患此病。特別是嘴唇會明顯變紫，仔細觀察看看吧。

高山症惡化的人要下山的話，最好請求救難協助並且由直升機運送，因為「移動」本身會增加氧氣消耗，可能會使症狀更加惡化。然而，在夜間或惡劣的天氣而直升機無法出航時，應該立即評估自行下山的狀況。在這樣的情況下，請其他同行的人幫忙搬運行李，盡量減輕患者的負擔，並且提供充分的協助，小心翼翼地降低高度。

因此，當高山症惡化時，情況會變得難以處理。為了避免前述的狀況，若採用噘嘴式呼吸，血氧飽和度仍沒有改善，或是通常身體已習慣環境而症狀得到緩解的第二天，頭痛等症狀仍沒有消除，應該停止任何向上攀登的行動，並且開始降低海拔高度。

本篇重點

關鍵是不僅要審視自己，也要觀察周圍的人。
如果症狀開始惡化，降低高度至關重要。
普通的高山症透過學習預防方法就有機會防止復發。
而高海拔肺水腫則較容易復發，曾經罹患此病的人要特別小心。

Q8 請問高山症容易復發嗎？後續會有後遺症嗎？

A 一般認為高海拔肺水腫容易復發在特定的人身上。

高海拔地區，有些人容易適應，有些人則較為脆弱，一般認為曾罹患高山症的人容易再次發病。然而，藉由學習正確的呼吸方法和留意水分補充，有機會能預防高山症復發。

由於罹患高山腦水腫會出現神經系統的症狀，神經可能受到損傷，多少會有退化的痕跡，因此將衍伸一些後遺症。而高海拔肺水腫則甚至會發生在以前沒有任何呼吸道系統疾病的年輕健康人身上，而且曾經發病的人可能復發。如果發病後盡速下山，並且到醫院接受氧氣治療是能治癒的。但是未接受治療的話，據說有將近一半的人會死亡。在日本，便曾有人在海拔高度三千公尺的山上因此而死亡，請特別注意。預防高海拔肺水腫需要了解他。若有任何跡象，要立刻降低海拔高度。曾經罹患此病應該更加謹慎，留意復發的可能性。

【中暑、失溫症狀篇】

解答者 千島康稔醫師

Q1 在炎熱的天氣裡爬山，突然感到不舒服，並且開始頭暈。請問這是中暑嗎？

A 這是需要注意的輕度中暑症狀。

身體不適、腳步不穩等都是典型中暑的初期症狀，因此發生前述狀況時，極有可能是中暑。

中暑，是由於身體產生的熱量與向外面散發的熱量之間彼此失衡，導致體溫無法維持

中暑的症狀與嚴重程度

第一級
- 手腳麻木、抽筋
- 腳步不穩、頭暈目眩、身體不適

第二級
- 頭痛
- 覺得噁心、嘔吐
- 全身無力、昏昏欲睡

第三級
- 搭話時，反應異常。無法直線走路
- 沒有意識
- 全身痙攣
- 身體十分熱卻無法出汗

＊依據千島康稔醫師《山岳醫療講座資料》

的一種狀態。如果身體自然產生的熱量大於散發的熱量，熱量在體內累積，體溫進而上升，會使身體產生變化。

根據症狀的嚴重程度，中暑分為三種等級：從輕度的第一級到重症的第三級。若感到身體不適、腳步不穩，很有可能是一級的中暑，需要採取對應的措施以防止病情惡化。

本篇重點

除了身體不適、腳步不穩之外，手腳麻木、抽筋也是中暑的初期症狀，需要特別注意。

Q2 請教中暑更具體的症狀

A 最初會感到身體麻木和頭痛，病情惡化的話會失去意識。

在溽暑時前往爬山，是不是曾感覺腿部麻木、抽筋等狀況。這些狀況已經是輕度的中暑，在前面第一問的分類中屬於第一級。另外，中、小學的朝會時，許多兒童或學生感到不適而昏倒，這多半也是中暑。雖然是昏倒，卻只是一時暈眩的程度，身體躺下並且低頭後立刻恢復意識。這並非真正的失去意識，而是一種短暫性的腦貧血，是輕度的中暑常見的症狀。

病情稍為再嚴重一點時，可能會開始出現頭痛、噁心，甚至嘔吐，同時感到全身無力、昏昏欲睡，這屬於第二級的中暑；再嚴重的話，呼喊也沒有回應，無法直線走路。接著失去意識，全身開始抽搐，這是重症的第三級中暑。

進入到第三級時的特徵是身體發燙卻無法出汗。儘管天氣炎熱，皮膚卻是乾燥龜裂的，這是重症中暑的典型症狀。當天氣炙熱時，人的身體會出汗，藉由蒸發熱量以降低體溫，但是隨著中暑的惡化，這個機制將越來越無法發揮。

此外，中暑程度進入第三級時，搭話時會有反常的回應，並且無法直線走路，這些都是中樞神經和大腦症狀。是非常嚴重的狀況，所以當判斷是第三級中暑時，周遭的人必須盡速進行急救。

最後，在極度酷熱的天氣移動的人，或是不怎麼攝取水份的話，可能不會經歷第一級或第二級等階段，直接出現第三級症狀並且突然昏倒，所以需要特別小心。

本篇重點

初期的症狀有頭痛或是噁心感，但是也有可能迅速惡化。若皮膚在悶熱的天氣時呈現乾燥，這是重症的症狀，十分危險。

Q3 請問有辦法知道什麼情況是容易中暑的嗎？

A 可以參考「綜合溫度熱指數」。

透過查看夏季新聞報導的「綜合溫度熱指數」，可以得知容易中暑的狀況。這是一種為了預防中暑所提出的指標，單位與氣溫相同使用攝氏（℃）表示。不過這個數值並非氣溫，而是基於「濕度」、「日照、輻射等周遭的環境熱」及「氣溫」等三項因素。

但是這項指數僅適合於日常生活中判斷使用，在登山活動裡只能作為參考。在登山途中，有些人即使氣溫較低、低於這個指數的情況下也會中暑，這是因為運動負荷量較日常生活大，體內產生的熱量也相對應高。值得注意的是，登山者所處的環境比日常生活的人更容易中暑。

濕球黑球溫度（WBGT，綜合溫度熱指數）二十五℃以上為警告；二十八℃以上為嚴重警告；三十一℃以上為中止運動；三十℃為四十％，二十八℃為五十五％為警告。

本篇重點

雖然綜合溫度熱指數可以作為參考，在登山活動時，即使溫度較低，也可能發生中暑。

綜合溫度熱指數和預防中暑的運動方針

氣溫（參考用）	綜合溫度熱指數（WBGT）	預防中暑的運動方針	
35℃以上	31以上	原則上，中止運動	除了特殊情況外，中止運動。尤其應該中止孩童的運動。
31～35℃	28～31	嚴重警告（中止激烈運動）	由於中暑的風險較高，避免激烈運動、長時間跑步等會使體溫上升的運動。 每隔10~20分鐘休息一次，並且補充水分和鹽分。 對於炎熱天氣較敏感的人，應該減輕或中止活動
28～31℃	25～28	警告（主動地休息）	由於中暑的風險逐漸增加，應該主動地休息，並且補充水分和鹽分。 從事激烈運動，應該每隔30分鐘休息一次。
24～28℃	21～25	注意（積極地補充水分）	可能會因中暑而導致死亡事故。 注意中暑的徵兆的同時，在適當的時機積極地補充水分和鹽分。
低於24℃	低於21	大致安全（適當地補充水分）	雖然通常中暑的風險較小，還是必須適當地補充水分和鹽分。 市民馬拉松等活動，需要注意可能會發生中暑。

＊依據日本環境省預防中暑資訊網站的「有關運動的方針」。
＊台灣以高溫作業勞工作息時間標準

Q4 請教我應對中暑初期症狀的方法

A 休息、保持身體通風，同時補充水分。

首先，停止活動並且休息，以減少身體產生的熱量。接著移動到涼爽的地方，解開衣物，良好的通風能促進汗水蒸發、降低體溫。可以將患者移動到自然的陰涼處，或是使用急救帳篷等攤開成天幕，形成陰涼處。

在這種情況下，推薦使用摺疊傘和扇子，它們能夠提供陰涼處和微風。若在森林限界之上的稜線感到中暑，可能會難以找到陰涼的地方。這時鋪起墊子等裝備以防來自岩石的反射熱量，接著躺下並且打開傘，形成陰影，一邊用扇子搧風一邊休息。

水分補充也十分重要，所以一定要多喝水。

此外，在高溫的天氣中，應該更積極地降溫。尤其需要降溫的三個部位：頸梗、腋下和鼠蹊部，這些部位都是大血管在身體皮膚下通過，相對較淺的區域，容易接觸到會流經身體中心的血液。將冰冷的物品放在這些部位上，能夠使身體冷卻。

此時建議使用冷凍噴劑。這裡指的不是塗抹在皮膚上冷卻肌肉，而是可以冷卻噴灑部位的類型。請注意，它不能直接噴在身上，請噴在毛巾等物質上面做成濕巾，再放在頸梗等部位。

另一種方法是放淋濕的布手巾在胸部或腹部的大面積部位，搧風到水份蒸發。也就是利用人工製造汗水，接著蒸發掉水分。採取這種方法時，使用輕薄又易乾的布手巾，比材質較厚的毛巾更為合適。如果是穿著速乾材質的衣服，並且有帶其他的換洗衣物時，也可以把水倒在衣服上使它風乾。

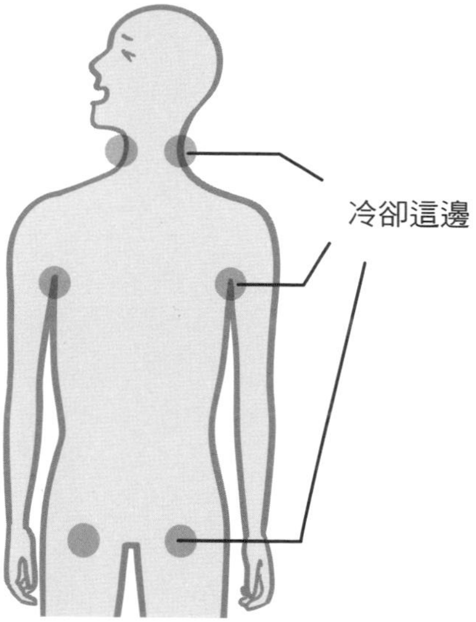

需要冷卻這三個部位：頸梗、腋下和鼠蹊部

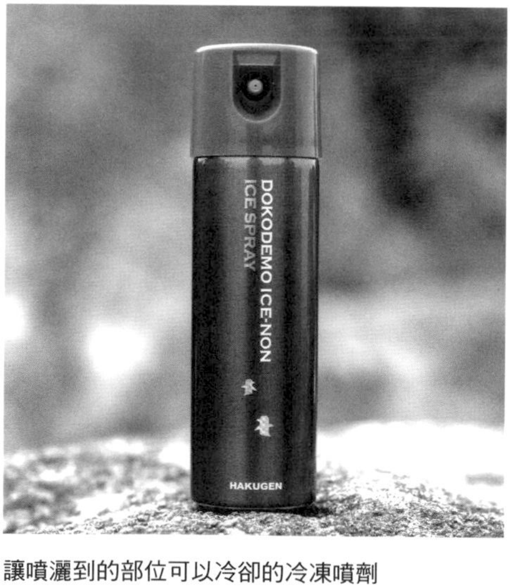

讓噴灑到的部位可以冷卻的冷凍噴劑

需要注意的是，不要為了降溫而把小溪的冷水，或是雪溪的殘雪直接倒在身上，因為身體表面碰觸極冷的東西時，會使皮膚的血管收縮導致熱量無法散發，熱量反而會累積在身體裡，完全適得其反。因此，使用如隨身攜帶水壺裡的水此類常溫水淋在身上，是最適合搧風散熱的。

☑本篇重點

躺在陰涼處，冷卻身體的大血管通過的區域。

用常溫水倒在身上散熱是最合適的。

Q5 請問補充水分時，建議喝多少水呢？

A **根據體重和活動時間來計算出的脫水量來飲用吧。**

由於某種原因，人類無法單單只補充汗水等流失水的數量。即使在口渴時沒有限制地喝水，也只能喝到我們流失水量的三分之二。但是若不這樣喝水，身體會逐漸地脫水。再加上炎熱天氣的話，也將導致中暑。

因此為了預防中暑，了解活動過程中的脫水量，並且有意識地補充水分非常重要。大概的脫水量可以從下列的公式求得：活動中的脫水量（mℓ）=體重（kg）×活動時間（h）×5（摘自山本正嘉的《登山的運動生理學和重量訓量學》，東京新聞）。例如，一位50公斤的人活動五小時，脫水量為50×5×5=1250ml；六十公斤的人則為60×5×5=1,500ml。

但是實際上應該難以喝到這個量。儘管如此，若努力喝下這個數量的七至八成，便能降低中暑的風險。如果把前述公式末段的係數改為4，並且設定為每小時補充水分的目標，則可以簡單地計算出每小時的水量約是體重的四倍。體重五十公斤的人補充二百四十毫升，而六十公斤的人補充二百四十毫升。如此有意識地喝水，不但可以預防中暑，也能防止初期的症狀繼續惡化。

每小時大約的水分補充目標（mℓ）＝體重（kg）×4

而有些經驗豐富的登山者即便不太喝水也能正常活動。事實上，我自己也是，水分補充量能比前述說明的再少一些仍可以行動。或許是因為平時經常運動的人，身體已經習慣運動和酷熱，不用出太多的汗也能調節體溫。

此外，人體是由六成體重的水組成。普通人會因出汗失去水分而脫水，但是我認為有些人卻仍可以利用積蓄在身體的水而不會脫水，儘管實際上也是在消耗水分，不過可能是體質的關係，使這些人能暫時地忍受缺水的狀況。

然而，中暑會突然惡化，所以不能掉以輕心。因此，即使自己認為喝水量可以較少也沒關係的人，積極地補充水分仍是相對安全的。

本篇重點

就算因口渴而喝水，仍會出現脫水的狀況。有意識地每小時補充約四倍體重（毫升）的水分吧。

Q6 請問預防中暑適合喝什麼飲料呢？

A 基本上喝運動飲料吧。

最適合的是運動飲料。運動飲料含有0.1%的鹽分，能補充隨著汗水與水分流失的鈉質。它也含有糖類，而且糖類只佔五至六%，更容易被腸道吸收。相反地那些含糖量過高的高熱量飲料，反而會滯留在胃減緩吸收效果。因此，市面上販售的運動飲料都有調配滲透壓，讓身體更容易吸收，是預防中暑最適合的選擇。

另外，還有一種被稱作喝的點滴的口服補充液「OS-1」台灣可徵詢藥師購買電解質補充液或粉末。它的鹽分濃度約為運動飲料的三倍，糖分則減為一半，適合在需要積極補充水分時飲用，

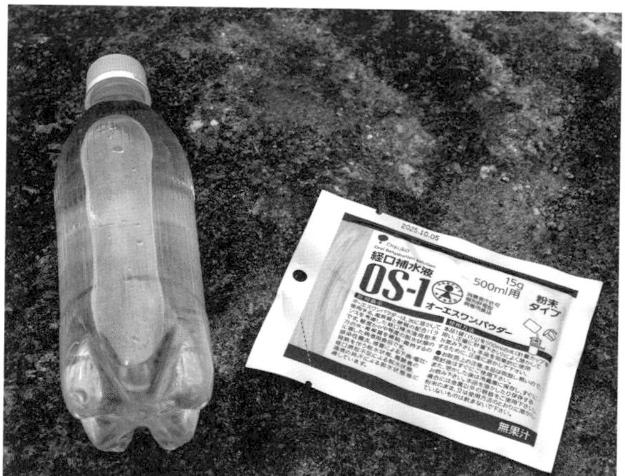

可以溶到水裡使用的粉末類型OS-1

例如正處於脫水的狀態。

而包裝上標註有注意事項「請根據脫水狀態參考下方的每日建議飲用量。只能在醫師的指示下作為脫水狀態的食物療法使用。」出於相當容易購買，所以可能沒有必要這麼嚴格遵守，但是其鹽分濃度高，不建議經常飲用。

有些人會在登山口喝OS-1再開始爬山，請避免這樣做。不過對於有那些罹患第一級輕度中暑或是開始出現高山症初期症狀的人，服用這個口服補充液非常有效。甚至那些平常說難喝、不想喝的人也會喝得津津有味，彷彿他們的身體十分渴望這個東西。

因此，OS-1是一種急救用飲料，除非感到特別不適，否則不應該使用。它們通常會以瓶裝或是袋裝形式販售，而我的急救包內是袋裝的粉末。在酷熱的季節或前往高山時，建議背包放數包可以泡五百毫升的袋裝粉末。

☑本篇重點

預防中暑可以喝運動飲料。還能準備口服補充液的粉末，以防發病時使用。

Q7 請教我面對中暑惡化的處理方法

A 病情惡化的話，可以評估請求救難。

在酷熱的天氣時，對判斷為輕度或中度中暑的人，即使進行急救並且補充水分，病情可能不會改善。若和患者講話沒有有正常的回應，或是身體不適到無法喝水的程度，表示他們已經失去自我恢復的能力。

此時，可以的話請考慮盡快下山，而非等待再看看情勢，因為可能會導致更嚴重、危及生命的第三級中暑。由於演變到重症時，時間會相當緊迫，必須迅速地做出決定，若有任何困難，請打電話請求救難。

☑本篇重點

當中暑開始惡化時，已經沒有時間現場觀察看看。請盡速下山或是請求救難。

Q8 請問會有人比其他人更容易中暑嗎？

A 罹患慢性病的人很有可能更容易中暑。

肥胖人士，或是罹患糖尿病、甲狀腺或自律神經系統等代謝或神經系統疾病的人，可能因無法正常調節體溫，而引起中暑的風險較高。過去曾經中暑過的人，請留意仍十分有可能再發病。

此外，雖然高血壓本身不是引發中暑的原因，但是治療高血壓的藥物會影響新陳代謝。用於神經系統的藥物，如神經疾病患者的精神藥物、抑鬱症患者的三環類抗抑鬱藥等，也可能會干擾體溫調節。

因此，疾病本身或是為了治療疾病而服用的藥物，兩者都是引發中暑的風險因子。

本篇重點

慢性病不僅疾病本身，連服用的藥物也可能是導致中暑的原因。

Q9 請教我預防中暑的方法

A 來做熱適應的訓練吧。

熱適應訓練，對於預防中暑非常有效。這是一種使身體提前適應熱的訓練，持續一至兩周會出汗的運動，大約每天進行三十分鐘為基準是最有效的。可以輕鬆慢跑，也可以快走。甚至更簡單的半身浴，聽說也有效果。熱適應訓練的開始時間取決於登山的日期，不過最佳的時間在四月左右。儘管大多數中暑的案例在仲夏時節，但是五月左右就已經開始有人中暑了。一般認為當冬天的寒冷終於消失，突然變得炎熱時，身體無法適應高溫導致發病。

如果預定在七月下旬至八月上旬的溽暑時節前往爬山，可以提前兩周左右開始熱適應訓練，到郊山練習邊走路邊流汗便能有預防中暑的效果。

本篇重點

透過會出汗的運動，使身體適應熱。
挑戰夏季登山之前，到酷熱的郊山爬山會有更佳的效果。

Q10 請問中暑容易復發嗎？有沒有後遺症？

A 中暑容易復發，也曾有後遺症的研究報告。

曾中暑過的人，若之後暴露在酷熱高溫的環境，請特別留意非常有可能再復發。

另外，日本昭和大學醫學院的研究報告指出，罹患第三級中暑導致意識障礙的人，約有1.5%出現腦部後遺症。另外有人指出不只有大腦，也會留下某種中樞神經系統的障礙。具體來說，中暑會有記憶力下降、注意力無法集中、失眠、口齒不清或走路不穩等後遺症。

☑本篇重點

中暑容易復發，也曾有人指出可能會有後遺症。努力不讓中暑發生相當重要。

Q11 無法判斷是中暑還是高山症時，請教我該怎麼辦？

A 中暑和高山症的症狀非常類似。

中暑的症狀其實與高山症十分相似，都會感到頭痛、噁心、頭暈和全身無力，單從這些症狀判斷，很難區分是哪種疾病。若在相當涼爽的溫度下行走，可以排除中暑的可能；若在海拔較低的山區，則可以排除高山症的可能。但是譬如在夏季期間，我長期待在日本海拔二八七〇公尺北阿爾卑斯山脈的大天莊看診。在酷暑的炎熱天氣下，登山者反應感到頭痛、噁心的話，就不容易區分是中暑還是高山症。然而，兩者有一個共同點，就是出現症狀時補充水分是相當重要的。因此首先讓患者補充水分，接著打造遠離日照的涼爽環境，然後要求患者進行「噘嘴式呼吸」，並且檢測血氧飽和度以判斷疾病。因此當無法分辨是中暑還是高山症時，建議比起區分後再應對，不如採取單一的措施。

本篇重點

若無法判斷，第一先補充水分。兩種症狀的應對都施行，再觀察看看！

Q12 寒冷的天氣時，在爬山過程中不斷地發抖，請問是不是失溫？

A 有失溫發病的徵兆，需要特別注意。

發抖是失溫的最初症狀。它是身體維持體溫的機制之一，藉由活動體內的肌肉產生熱量。而並非所有的發抖都是失溫，不過是失溫的一種重要徵兆。

失溫，是從身體離開和身體產生的熱量之間沒有達到平衡，使得身體無法維持體溫的狀況。在寒冷的環境裡，當身體盡最大的努力產生熱量，仍無法趕上失去的大量熱量，將導致體溫持續下降。根據醫學上的定義，失溫是身體核心的體溫低於三十五℃。然而，身體核心的體溫是內臟器官中血液的溫度，在山上無法測量。因此，可以利用以下的症狀來判斷是否有失溫。

若開始發抖並且越來越激烈，可以判斷是輕度的失溫。而如果原先因寒冷發抖的人，在某個時間點不再發抖，則可以認為已經失去發抖的能力，並且病情已經從輕症惡化到中症。

另一種判斷的關鍵是回話是否清楚？談話是否連貫？是否能正確記住今天的活動內容。而發生迷失方向或判斷能力差時，是因為中樞神經系統已經受損，這時患者已經屬於失溫的中症。當患者停止發抖或是迷失方向都是需要立即採取對應措施的症狀，請盡速尋求救難協助。

病情進一步惡化的話，患者可能會步履蹣跚，變得無法行走。也曾有案例發生幻聽或幻覺。

失溫的症狀與嚴重程度

嚴重程度	體溫（℃）	發抖	意識	呼吸和脈搏	主要症狀
輕症	35~32	有	正常	良好	由於寒冷而激烈發抖。動作變得遲鈍，四肢無力。腳步不穩、東倒西歪。判斷能力差
中症	32~28	無	有障礙	正常至微微衰弱	不再發抖。開始出現意識障礙。回話不清楚、恍神。同時有幻聽、幻覺的錯亂狀態
重症	28~24				幾乎沒有意識。脈搏和呼吸次數逐漸減弱。
病危	低於24		沒有	沒有	心臟停止。

＊依據千島康稔醫師《山岳資療講座資料》。

曾聽聞山屋的職員說，有遇難者在暴風雪中試圖脫光衣服，就像新田次郎編寫的日本電影《八甲田山》中，士兵不顧寒冷將衣服脫去的景象。

若再更加惡化，患者會失去意識。另外，還會引發稱為「心室顫動」的心律不整症狀，這相當於心臟呈現停止地狀態，將導致猝死。

本篇重點

失溫剛開始會發抖。

隨著病情惡化會停止發抖，接著無法正常對話。

Q13 請問身體在什麼狀況會流失體溫？

A 需要留意四種會導致體溫流失的現象。

熱量會由於「對流」、「傳導」、「蒸發」和「輻射」等現象，從人的身體流失。

熱量流失的現象

對流 空氣流動造成熱量喪失。風速1 m/s的風會讓體感溫度下降1℃。
傳導 熱量會移動到溫度較低的物體，例如觸碰寒冷的地面或浸泡在冰凍的水。
蒸發 如流汗等水分從皮膚蒸發時會帶走熱量。
輻射 自身體直接流失熱量（紅外線）的現象。

在登山途中，據說風速1 m/s的風，會使體感溫度下降1℃。這是風的移動引起對流，導致熱量流失的現象。傳導則是熱量移動到冰冷物體。特別是水的導熱係數是空氣的二十四倍。當衣物淋濕或潮濕時，會因為傳導而喪失越來越多的體溫。

蒸發指當水分變成氣體時，熱量轉為汽化熱導致熱量流失。因此當皮膚淋濕時，熱量不僅藉由傳導也會透過蒸發流失。另外，流汗便是利用汗水蒸發使身體降溫的生理現象。

而輻射熱由於人類自身發出紅外線造成體溫流失。例如近年來常見熱像儀就是檢測人類發出的紅外線量，再以圖像顯示體溫。

☑本篇重點

風引起對流，而潮濕導致傳導和蒸發，造成體溫喪失。

Q14 請問如何預防失溫？

A 不要讓身體著涼，並且攝取熱量和水分以預防失溫。

首先，不要讓身體著涼。為了達到這點，需要預測目標山區的氣溫和氣象狀況，並且穿著適當的衣物前往爬山。建議準備帽子和手套以因應各種狀況，若是過夜的行程，則請攜帶換洗的內衣和襪子。

在雪季之外的時間，淋濕和暴露在風中是相當危險的，因為不單單傳導和蒸發，體溫還會隨對流一併地流失，所以要盡量避免淋濕。而防止雨、霧或雪等的溼氣，最好方式是適時地穿上雨衣，尤其需要注意別讓水從臉部或袖口等地方滲入。

濕氣不僅來自外部，皮膚也可能會因出汗從身體內部淋濕。為了避免這種情況，關鍵在穿著適合的登山用內衣、中間層和外衣，也根據狀況調整穿著，以免出汗過多。並且盡量更換任何弄濕的衣物。

防風措施則建議迅速地通過有風的地方，或在休息時躲在岩石的後面。不過在超過森林限界的山脊上很難完全防風防雨，所以在惡劣的天氣時，盡可能地避免前往這些地區。

然後特別重要的是攝取足夠的熱量。從身體內部製造熱量，對於維持體溫十分有效。而脫水是另一個會造成失溫惡化的原因，因此在寒冷的天氣容易忽略水分的攝取，即使沒有感到口渴也應該積極地喝水。

順帶一提，失溫相關的遇難不只發生在雪季，也曾多次在夏季山區出現。例如二〇〇九年日本一間旅行社主辦的登山行程在富村牛山發生重大事故。以及二〇一三年韓國登山團在日本中央阿爾卑斯山脈檜尾岳的事故，都是發生在七月的事件。據說前述事件都是由於長時間暴露在強風中，衣服又被雨淋濕所造成的。

本篇重點

穿著合適的衣物並且經常適當地調整。另外讓身體獲取足夠的熱量吧。

Q15 請問有沒有推薦的食物可以有效地轉化成熱量？

A 甜食能讓身體快速地溫暖起來。

最迅速能轉化成能量、熱量的食物是甜食（糖類）。因寒冷而發抖時，吃點如巧克力、含有紅豆餡或羊羹等的甜點吧。飲料的話，溫暖的熱可可是不錯的選擇。而煉乳可以直接生吃，也可以溶入熱水中，也十分推薦。另外，在吃能提供能量的行動糧的同時，進行適當負荷的活動，身體可以持續產生熱量而能預防失溫。

我隨身攜帶的行動糧混和了堅果、柿米果以及巧克力（大理石巧克力）。這些東西結合即使在高溫表面也不會融化的甜食、碳水化合物的米果和富含熱量與鹽分的堅果，可以在休息時吃。

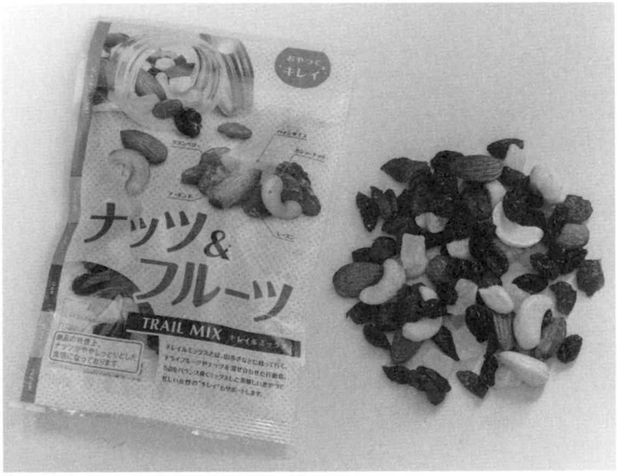

混合堅果及乾燥水果的Trail Mix

米果、飯糰和麵類等碳水化合物，經過消化分解成糖類才能被吸收，無法立即提供能量。但是他們的優點是吸收曲線是平緩的，可以長時間持續地提供能量。因此，若不是緊急狀況，將能立即轉化熱量的食物，和需要較長時間的食物混合作為行動糧，可以更容易維持體溫。有一款能代替柿米果和巧克力的食品，名為「Trail Mix」。它在便利商店也有販售，也推薦可以攜帶。

☑本篇重點

緊急狀況時吃甜食，而在移動過程中則吃混合糖類和碳水化合物吧。

Q16 請教我如何處理失溫

A 有三種方式可以保護身體免受寒冷。

面對失溫有三種方式：隔離、保暖及加溫。

具體來說，失溫患者可以躲進山屋或帳篷取暖，或是也可以使用急救帳篷。使用急救帳篷時，不要直接坐在寒冷的地面上，而是隔著地墊或背包，再將急救帳篷蓋在身上以遮擋風，接著更換淋濕的衣物，便能遠離寒冷與風。

處置失溫的方法

隔離 更換淋濕的衣物，遮擋風並且坐在墊子上。

保暖 保暖包含頭部、頸部等部位。

加溫 加溫身體的核心部位，而表層的加溫僅限輕症。

接下來，將救生毯的銀色面朝內，包裹在身體的周圍以達到保暖作用。這樣做的話，紅外線會反射使熱能鎖在救生毯內。另外，由於身體的熱量常常會從衣服的頸部流失出去，可以利用脖圍或是毛巾守住熱量。同時也可以使用帽子或是衣服的風帽保暖頭部，人體頸部以上的表面積占身體的一成，尤其臉部和頭部的血流特別豐富，如果這些部位著涼，身體的其他部位也會跟著著涼，因此保暖脖子以上的頭部相當重要。此外若能準備熱水，將熱水倒入寶特瓶中製作簡易的熱水袋，用來加溫頸梗、腋下和鼠蹊部。接著補充水分，並且吃甜食獲取能量，讓身體可以產生熱量，失溫的症狀就能夠緩解。可以的話，將急救帳篷張開伸展做出一個空間而非蓋在身上，如同帳篷有一層不會流動的空氣，能有更好溫暖的效果。因為空氣流通時會因對流而失去熱量，而不流通時反而成為一道隔熱材質。

前述說明的是一個理想的情況，實務上還是需要根據手邊的裝備隨機應變。有時候甚至也必須直接緊急露宿。如果採取這些措施症狀仍沒有改善甚至惡化，或是天氣惡劣至無法應對，請尋求救難協助。只不過，當惡劣天氣時通常無法及時獲得救難幫忙，所以還是建議備急救帳篷、救生毯等最低限度的裝備，以便應對事故發生。

本篇重點

使用急救帳篷遮擋寒冷，然後利用救生毯或衣物保暖，並且用簡易的熱水袋加溫。

Q17 請問失溫時，自己會知道嗎？

A 自己可能很難察覺到。

發生失溫時，血液溫度會降低，造成血液中攜帶氧氣的紅血球的能力跟著衰弱。由於在早期階段缺氧，大腦機能下降，導致判斷能力會比高山症或中暑在更早的時間衰退，因此自己很難發現失溫。另外在高海拔地區，大腦的機能也會因為缺氧而下降。再加上移動過程中，熱量攝取不足的話，低血糖除了頭暈目眩外，也會造成判斷能力低落。若是在移動過程中仍感到寒冷，需要留意失溫的可能性。當症狀開始的時候，便可能察覺到自己已經失溫。

我自己也曾有於九月下旬，在日本北阿爾卑斯山脈的山脊上受冷風吹拂，感覺自己走習慣的山峰，路線較平時來得遠的經驗。當時我懷疑自己是失溫還是低血糖，於是急忙地跑到一塊岩石的後面，穿上多帶的衣服，也當場喝了熱可可。接著距離感便恢復，之後也能順利地繼續移動。

現在回想起來，我認為自己之所以能客觀地觀察並且停下來處置，是因為了解失溫的知識。如果沒有這些知識並且決定繼續向前進，結果可能當意識到問題時，早已喪失活動能力。

實際上，觀察在山區因失溫而過世的人，都很想知道為什麼不穿上在背包裡的衣服？為什麼不去可以避風的地方？這些判斷能力下降的案例屢屢發生。

參加團體登山時，建議察看每位成員是否有發抖或是走路姿勢異常的狀況，或是在休息時交談以便及早發現失溫。

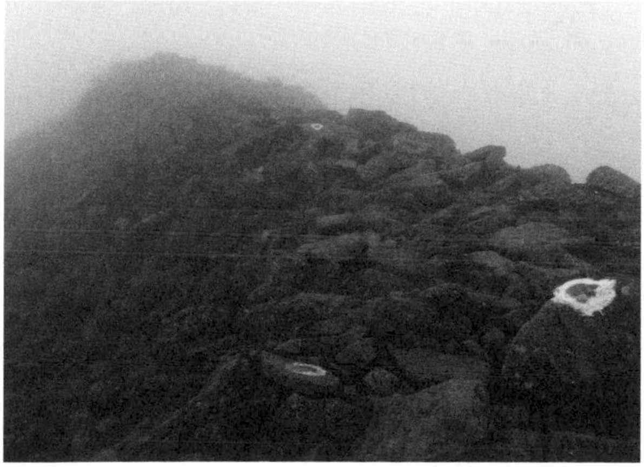

在惡劣天氣下，於沒有遮風物體的山脊上行動時，必須有引起低溫症的警覺。

本篇重點

寒冷會在早期階段損害判斷能力。

移動過程中時時刻刻謹記失溫的可能性。

Q18 請問手握溫暖的東西可以防止失溫嗎？

A 比起溫暖的東西，建議攝取更多的熱量吧。

有些天生虛寒的人會使用攜帶型暖暖包，但是這些東西無法防止失溫或是減輕症狀，因為它們的熱能出乎意料地少。更重要的是穿著適當的衣物，並且確實地保暖身體。

同樣原理適用於喝的飲料，關鍵不在溫度，而是它們所含的熱量。儘管喝溫暖的飲料有轉換心情的效果，但是喝了沒有加糖類的熱水，身體仍無法產生熱量。而直接舔一舔即便是冰冷的管狀煉乳，也能讓身體迅速地溫暖起來，有助於預防失溫。

本篇重點

雖然觸碰溫暖的東西多少有安慰的效果，還是優先攝取熱量吧。

Q19 排汗內衣對預防失溫有很好的效果吧？

A 請注意它們可能也會無法發揮效果的狀況。

基本上，排汗內衣有非常好的效果，我認為應該積極地使用它們。不過請勿單單依賴衣物的機能。

以我自身的經驗來說，有一次為了雪地訓練前往日本富士山五合目的山屋。當時是冬天卻很暖和，下著小雨，移動過程中也出了很多汗。雖然雨水和汗水弄濕了全身的衣物，但是在步行中並不覺得冷。然而，抵達山屋後脫下雨衣，正當升起暖爐時，突然感到一陣寒意。這可能是因為排汗內衣在溫度提高時，一下子蒸發所有濕氣，迅速轉為汽化熱而感覺到寒冷。因此，馬上穿上剛剛脫下的雨衣，降低內衣晾乾的速度，寒意也就跟著減輕了。

排汗內衣在暖爐等溫暖的地方常常會加快變乾，但是有時候過快地變乾，反而會讓汽化熱帶走身體的熱量。那次利用雨衣調整晾乾速度而得到改善的經驗，不僅讓我清楚地體會因蒸發造成熱量流失的感覺，也了解正因為這些內衣的快乾性質，不得不更加留意。

另外，有些底層的衣服具有排出水蒸氣的機能，但是出汗超過設計機能時，需留意衣服排除凝結在表面水滴的能力會變差。如果穿著這類型的衣服，皮膚仍感到濕冷的話，可以用毛巾擦拭皮膚表面的水，便能溫暖起來。雖然原先運用衣物的機能和分層的穿著能防止皮膚受潮，但是主動地擦去這些超過設計機能的水分，也可以預防失溫。

本篇重點

了解穿著衣服的特性，適當地調節蒸發量，並且擦去身體多餘的水分。

Q20 請問失溫容易復發嗎？是否會有後遺症？

A 不用擔心失溫復發或是會有後遺症。

一般認為失溫不容易復發。另外，儘管處於重症而暫時失去意識時，流向大腦的血液會減少，但不像中暑因溫度而導致大腦機能障礙，所以不會有特別的後遺症。

若是不至於到死亡的程度，身體恢復過程會比其他疾病好。因為低溫本身對內臟器官有保護作用，可以想像類似野生動物的冬眠。

實際上也曾有案例，在日本北阿爾卑斯山脈，一位高齡女性因失溫失去意識而被送到一間山屋。經過保暖、加溫等處置後恢復元氣，兩天後她便若無其事地下山。

特別要說的話，可能會因血流不流暢而手腳凍傷等，身體的末梢部位會留下障礙的狀況。

本篇重點

基本上無須擔心後遺症，但需留意凍傷的狀況。

說明 6

外傷急救措施的關鍵

外傷，也就是出現傷口，急救的基本原則是止血，同時清洗傷口。此時的用水，請盡可能使用乾淨的水。大部分的一般急救教材中，都指出應該使用約兩公升的飲用水清洗傷口。不過山上常常會是水資源有限的情況，例如在炎熱的夏天，只剩下五百毫升的水，前往下一個水分補給地需要三小時。而附近有一條流動的小溪，但是不清楚是否可以飲用。此時該怎麼辦呢？

答案是建議使用溪水。即使是無法飲用的水，也請用來清洗傷口，因為比起帶著髒污的傷口走三小時，更能防止感染。如果擔心的話，用溪水徹底清洗後，還是可以用剩餘五百毫升之中大約十到二十毫升左右再次清洗傷口。最重要的是，在早期階段洗掉傷口上任何可見的垃圾和汙垢。

接著，將洗完的傷口使用紗布保護，並且利用繃帶不完全密封地固定。關鍵是要確保讓傷口流出的液體能排出，可以去除傷口中的細菌。

在山上絕對要避免的是將傷口完全覆蓋的治療方法，即所謂的封閉療法（閉鎖療法）（或濕式傷口護理法）。這種方法可以加快傷口癒合，留下更少疤痕，但是只有在完全無菌的環境進行才有效果，如醫療機構內。密封、潮濕的環境有利於細胞再生，但也是細菌繁殖的良好環境。用紗布吸取滲出的血液與膿水，有排出細菌的作用，若將其封閉，反而會導致症狀惡化。曾有案例在山區進行不適合的封閉療法，造成病情惡化和截肢。

當然，並不是採用封閉療法都會惡化，也有些案例使用封閉療法是有效的。儘管如此，在山區應該不要使用可能會發生極端惡化的急救措施。

說明 7

注意破傷風

近年來，每年日本都有超過一百例破傷風的案例。另外，即使在今日的醫療條件下，大約有三十%的患者死亡，這仍是非常可怕的疾病。

初期症狀包含開口困難、咬合不順、吞嚥困難和說話困難。隨後，整張臉都會變得緊繃。

破傷風梭菌會以孢子的型態，停留在土壤中數十年至數百年。當它們從患者的傷口進入人體後，會開始發芽活動。潛伏期小則三天，最多到三星期。因此，在戶外受傷後三天至快一個月內發現口腔部位有任何不適，強烈建議到醫院就醫。

另外，根據研究報告指出，有四分之一的患者不清楚什麼時候或什麼地點感染的。相反地，如果受了某程度的損傷，很多人應該會前往醫院求診，進而接種破傷風疫苗。事實上並非如此，也可能由於沒有意識到的小傷口而感染。所以接觸地面時要特別小心。

儘管有這樣的感染風險，一般認為接種疫苗後幾乎可以百分百預防。在日本國內，出生三個月至兩歲半的兒童需要接種四次，以獲得對破傷風的免疫力。接著在十一至十二歲追加一劑。由於免疫力可以在最後一次接種後維持十年，所以在日本二十歲之前都不用擔心被感染。但是超過二十歲後，免疫力會開始喪失。除非本身出於某種原因，如出國，否則日本的成年人是沒有免疫力的。

失去免疫力後，還需要重新接種三次才能獲得免疫力。然後在其消失之前，大約經過五年左右，必須再接種一次才能維持免疫力。因此，登山者或是日常生活中在戶外活動的人，建議自費接種疫苗。

最後，想要接種破傷風疫苗的話，請向提供各式各樣疫苗接種的醫療機構提出申請，如旅遊醫學診所等。

台灣破傷風疫苗相關資訊可洽衛生福利部疾病管制署網站查詢。

【凍傷篇】

解答者 杉田礼典 醫師

Q1 從酷寒的積雪的山下山後，手指起了水泡，請問這是凍傷嗎？

A 水泡是凍傷的典型症狀。

在寒冷的積雪的山上，手指和腳趾開始出現凍傷時，一般皮膚會失去顏色呈現白色。然而，在移動過程中不太可能檢查手指的顏色，許多人在結束移動後進入帳篷或山屋，甚至到下山後才發現異狀。

凍傷的典型症狀是水泡。當手指或腳趾上有紫紅色的水泡時，可以判斷是凍傷。

凍傷除了水泡之外，其他的症狀在輕症時是皮膚紅腫；重症時則是呈現黑色。已故的凍傷治療專家金田正樹醫師，在其著作《圖解山地急救方法》（東京新聞出版）中，將凍傷分成淺層凍傷和深層凍傷，並且指出淺層凍傷會出現水泡，而大部分的人會有皮膚還活著的印象，大約三周左右就能痊癒。另一方面，深層凍傷，即凍傷部位壞死，而給人的第一印象是血液循環不順。然而，不能依照是否有水泡、皮膚的顏色，或是血液循環等印象，判斷是淺層凍傷還是深層凍傷。因為即使起了水泡，最終也可能壞死。反之水泡看起來很黑，仍是可能根據治療情況而痊癒。

當我為凍傷的患者看診時，觀察到一個現象：大多數的人傾向認為他們的凍傷只是輕症，這往往導致延遲求診的時機。因此，如果從積雪的山下山後，發現有水泡，或是發現任何不正常的情況，如手指不自然紅腫等，請考慮凍傷的可能，並且到醫院就醫。

本篇重點

水泡是明顯凍傷的現象。
若感覺皮膚上有任何異狀，就算沒有水泡，也請盡快到醫院求診。

Q2 請問凍傷是如何發生的呢？

A 血管在嚴寒的天氣時收縮就會引起凍傷。

在寒冷的天氣時，人的身體為了避免體溫流失，血管會收縮。結果造成血液循環變差，阻擋給身體組織的氧氣和營養物質。而手指和腳趾最容易受到影響，因為它們距離心臟遙遠，血管又細小，會感覺到一陣陣的疼痛。在這樣的狀態下長期著涼或受寒，不久後血液最終停止流動，接著前端的組織壞死。由於血流停止，疼痛會漸消失，此時就是凍傷的起點。

順帶一提，凍傷是一種案例相當少的疾病，而且仍有許多方面尚未明確。不過根據每天看診的經驗，我認為可能還有其他原因讓血管收縮，使凍傷的症狀惡化。

身體的機能之中，負責血管收縮的是交感神經系統。而交感神經系統與副交感神經系統是相對的自律神經系統。副交感神經系統會在身體放鬆時發揮作用，減緩呼吸及心跳，並且擴張血管。另一方面，交感神經系統則在緊張時加快呼吸和心跳，並且收縮血管。因此，我認為在酷寒的雪山裡移動時，由於感到極度地緊張和恐懼，進而激發交感神經系統，也會導致血管收縮。

經常發生這樣的案例，團體登山中往往只會是特定的人發生凍傷。而這些人又經常是雪地登山的初學者。儘管他們的裝備可能不輸於其他人，如果在移動時遇到暴風雪，在積雪的山經驗較少的人會感到十分不安又緊張，因而加強觸發交感神經系統，導致血管收縮以及凍傷的症狀惡化。反之，經驗豐富的人能冷靜地處理前述狀況，不至於過度緊張。所以我覺得會不會引發凍傷的差別，除了寒冷之外，心理層面也是非常重要的影響因素。

☑本篇重點

嚴寒會引起凍傷。
在某些狀況下，極度的不安與緊張也可能導致凍傷。

Q3 請問為了避免在移動過程中凍傷，該留意什麼事情呢？

A 基本的禦寒措施外，也需要注意出汗。

首先，關鍵是穿上合適的裝備，替容易凍傷的手和腳做好保暖。可以準備能抵擋風雪的手套，及內含隔熱材質的雪地用登山靴。然而，僅僅為手和腳保暖是不夠的，當身體感到嚴寒時，血管仍會收縮。所以為了預防這樣的情況，確實地穿上在該環境裡能保持體溫的禦寒衣物吧。

而裝備的問題也可能會引發凍傷。曾多次聽聞凍傷患者說，風把他們的手套吹走了，或是手套有破洞仍繼續前進，又或是因手指觸碰冰斧而凍傷。所以請務必攜帶一副備用的手套，以防萬一。另外。也曾經有人穿著材質柔軟的登山靴，並且綁上冰爪，導致腳趾凍傷。軟靴缺少隔熱材質，而且綑綁東西會阻礙血液流通，進而造成凍傷。

即使在有萬全的裝備下，能量和水分不足也非常有可能造成凍傷。為了維持體溫，從身體內部產生熱量也很重要，所以要吃富含能量的行動糧，並且盡可能地活動身體。而水分不足也會讓血液不通，造成血液難以抵達細小的血管。雖然冬天很難感到口渴，還是有意識地喝點東西吧。

另外，需要特別注意手指和腳趾淋濕的情況。例如進行細緻的動作需要脫下手套時，雪可能會進入手套內部並且融化變濕。不過，我更關切的是汗水。長期以來，我發現凍傷患者之中，會惡化至重症的往往是容易出手汗或腳汗的人。這些人由於出汗讓手套或登山靴裡面相當潮溼，在這樣的狀態下走在稜線上，潮濕的地方暴露於寒冷下結冰，當手指或腳趾碰觸到這些地方便會凍傷。儘管在積雪的山移動過程中可能有些困難，但是有許多案例都是感到手套或襪子弄濕時，採取更換衣物等措施，是有可能避免凍傷的狀況。

最後，手汗或腳汗的量因人而異，身體的體質也可能是影響因素，而在積雪的山嚴酷環境中移動，也可能由於緊張造成增加出汗量。從這些因素來說，我認為經驗豐富、可以冷靜地移動的人，比較不容易患得凍傷。

本篇重點

依據情況使用適當的裝備。

為了防止因出汗導致手腳潮濕，應該採取所有可能的對應措施。

Q4 請教我凍傷的急救方法

A 首先，先回到0℃的樣子看看吧。

當暴露在寒冷環境的時間越長，凍傷越有可能惡化成重症，所以發覺已經凍傷時，請勿再讓手指或腳趾受寒。這時需要特別留意避免急速地加溫。如果躲避到帳篷、山屋，又或是雪洞有困難的話，可以先回到0℃或稍微再暖和一點的狀態觀察看看。接著喝些溫暖的飲料等進行水分補充、心情恢復平靜之後，將手夾入到鼠蹊部中、腳則放進睡袋中等方式用自己的體溫加溫。下山後，立刻前往醫院就醫。

至今為止，普遍的急救方法是將受傷的部位浸泡在四十二至四十三℃的熱水進行溫浴。不過我認為應該避免溫浴比較好。譬如在負二十℃、風速每秒十五公尺的稜線上凍傷，此時的體感溫度約負三十五℃。若溫浴於四十二℃的熱水中，會有七十七℃的溫差。儘管凍傷的組織建議採用溫浴措施解凍，然而深層組織有凍傷的狀況時，解凍並無法使組織恢復。相反地，突然的溫度差異會導致血液循環不完全，降低回復的可能程度。

當接到凍傷的人從山上的電話，請告訴他「沒有加溫也沒有關係，只需要留意不要著涼。」許多案例都是凍傷後，在帳篷裡小心翼翼地溫浴，或是下山後直接前往溫泉，結果隔天早上驚訝地發現像手套般大的水泡。

雖然前述的想法利用實驗證實是有難度的，只是依照經驗所做的推測。但是我認為從0℃開始加溫並且維持在體溫左右比較安全。

本篇重點

別讓凍傷部位進一步著涼，並且到醫院求診。

Q5 請問該如何處理凍傷引起的水泡呢？

A 請勿讓水泡破掉，並且前往醫院求診。

起大水泡的時候，連相當細微的動作都會受到影響，是不是會想弄破它呢？但是，絕對不能讓水泡破掉。若在移動過程中起了水泡，儘管在不破掉的情況下活動有些困難，也要設法用某種方法保護水泡，如套上連指手套、穿帳篷鞋／羽絨鞋等，然後盡快地道醫院就醫。

在醫院治療凍傷時，也不能讓水泡破掉。罹患嚴重凍傷的患者即使入院接受治療，在這段期間水泡也不能用紗布覆蓋或是進行消毒，因為在塗抹藥膏等治療時，仍有可能不慎破裂。總之，為了讓水泡不會破掉，凍傷的部位就算有髒汙也無妨。大約三周時間後，水泡的表皮會自然脫落，接著新生皮膚。

本篇重點

水泡對於保護內部組織有重要的作用，因此不要弄破它們。

Q6 請問凍傷時該至怎麼樣的醫院求診呢？

A 請洽詢可以進行凍傷治療的醫師。

請找有凍傷治療實務經驗的醫師。雖然有些麻煩，可以利用網際網路或是登山同好圈的網絡尋找可以處理凍傷治療的醫師。凍傷是一種案例相當少的疾病，日本國內只有少數的醫師能夠準確地治療。如果凍傷非常嚴重時，壞死的部位需要截肢，手指或腳趾是否留長還是留短，取決於第一周最初的治療，這時讓有實務經驗的醫師處理十分關鍵。

許多凍傷的人會去大學的附設醫院，可能是認為大型醫院比較安全。而生活在農村地區的人，由於無法就近找到可以治療凍傷的醫師，而前往綜合醫院就診的案例也不少。只不過，重症的患者若是繼續在沒有凍傷實例的醫院接受治療，可能會越來越覺得過程不盡如人意。早點來求診，便能獲得更好的治療。**台灣可洽詢家醫科或皮膚科**。

本篇重點

若覺得凍傷的情況相當嚴重，請求診於治療凍傷的專家。

Q7 請問凍傷的重症該如何治療呢？

A 待確認壞死的部位後，截肢並且進行創面整理。

當判斷可能是侵入到深層組織的深層凍傷，患者必須住院，並且注射血管擴張劑的點滴，自凍傷起算十天至兩星期。接下來，程度輕微的淺層凍傷便會恢復。而即使是重症，壞死部位的範圍也可望盡量地縮小。然後在受傷六至八周後，正常部位和壞死部位之間的界線將明確劃分，壞死的部位會變黑並且萎縮。此時必須對壞死的部位截肢。截肢後，接著進行創面整理，讓斷面能更平整完滑，患者就可以恢復日常生活了。

另外，多數腳部凍傷的患者，就算被診

凍傷後六至八周，
壞死範圍將變得明確。

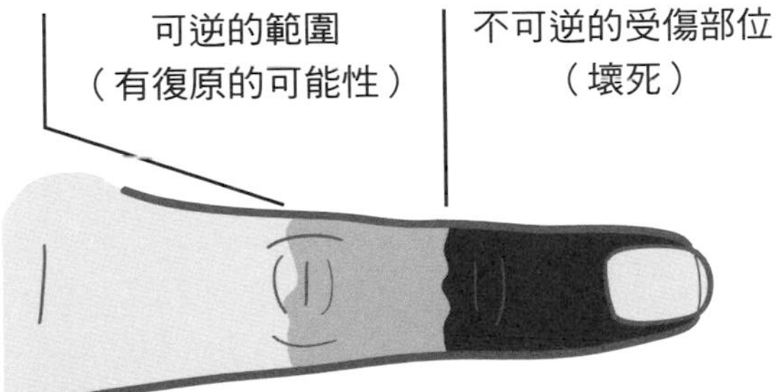

凍傷部位之中，可逆與不可逆的範圍。

斷為輕症，還是需要住院治療。因為腳比心臟低一公尺左右，當站起來走動時，腳會立刻充滿血液，造成癒合困難。因此，患者在住院時會採取將腳抬高的治療方法。

本篇重點

持續住院治療約兩個月後，壞死的部位沒有恢復的話，必須截肢切除。

Q8 請問曾經凍傷的手指或腳趾，接下來容易復發嗎？

A 凍傷的組織不會完全復原，也容易再次復發。

曾經凍傷的組織即使已經恢復，其中流過的血管不會完全復原。因此，如果再次暴露在嚴寒的環境中，血液循環會於更早的階段變差，造成相較受傷之前更容易凍傷。

貫穿身體的血管，好比是道路。道路分成寬廣的國道、稍微窄一些的省道，以及更窄的市區道路。而凍傷就是某部分的道路發生堵塞，凍傷治療則是透過修復作業重建道路。然而實際上道路進行修復作業時，有可能會將道路拓寬，使通行更加順暢。但是凍傷的血管即使已經癒合，不幸地也不會再生加粗，讓血液更易於流通。也就是凍傷至起水泡的組織，就算血流已經恢復，再生的血管會比以前更細窄。血液循環用道路比喻來說，阻塞的國道即便再次通車，也無法回到過去的寬度，像是替換成狹窄的省道或市區道路。

曾有案例是凍傷後的血管變得細小，造成血管抵達的組織苟延殘喘。另外一方面，也曾有案例透過適當的治療，血管能再生得更寬厚。但是即使再生得更加厚實，也無法恢復到原先的八十%。如果原先百分之百的血流量剩下八十%，接著又有八十%的組織再次凍傷，就算再生成功，血流量相對於最初受傷之前的狀態只剩下六十四%。

因此，一個曾經凍傷的部位，非常有可能再次凍傷。而且隨著凍傷次數增加，越來越容易再次凍傷，也越來越難復原。

本篇重點

曾經一度凍傷的手指或腳趾，會比以前更容易再次凍傷。而且隨著凍傷重複發生，症狀會越來越惡化。

Q9 登山的老前輩傳授關於凍傷的經驗及建議，請問可以相信嗎？

A 不少人對於登山者之間流傳的凍傷應對措施都存有疑慮。

比方說登山者之間經常流傳的凍傷應對措施，是將塗凡士林在手上，凍傷就能解決了。然而，容易出手汗的人若是使用前述的方法，會在凡士林下面留下一層汗水，凡士林反而阻擋汗水被手套吸收。結果手的表面仍覆蓋著水分，當暴露於酷寒天氣時可能會因此結凍。所以與其說可以預防凍傷，不如說更容易凍傷。

除了登山者之外，鮮少有在冷凍庫的工作人員、在冬季魚場作業的漁夫等發生凍傷。我也從未聽聞生活在北方國度的人，在普通的生活中遭受這種疾病。另一方面，自古以來，只有少數在積雪的山區爬山的登山者患得凍傷，使手受到嚴重的傷害。或許正是因為這樣，所以登山者才會流傳只有根據經驗的凍傷對應措施。

即使現在凍傷的治療方法已經相當成熟，但是有能力的醫師仍不多，而且相關的醫學研究也沒有再繼續深入，因此無法斷言基於經驗的凍傷對應措施是百分之百錯誤的。但是凍傷會帶來影響終生的嚴重傷害，就算是值得信賴的登山前輩傳授的建議，也不應該隨意信以為真，而是貫徹使用已經被證實有效的對應措施。

本篇重點

堅持進行那些已經被證實有效的基本凍傷對應措施吧。

Q10 請問有沒有可以預防凍傷的食物或飲料呢？

A 使血液能流暢循環的食物可能會有效果。

在移動過程中，喝水是相當重要的。發生脫水時，流通在身體的血液量會減少，手指或腳趾的血液循環也會隨之惡化，造成更容易產生凍傷的情形。為了避免前述的狀況，請確實地一邊移動一邊補充水分。

而在日常生活中，想要促進血液順利地流過微血管的話，在日本食用如納豆等能讓血液通暢循環的食物是有效果的。然而，無法斷言哪種食物一定保證有效果。最重要的是留意每日的飲食要均衡。

本篇重點

日常生活中，均衡飲食；而爬山過程中，補充水分。

Q11 請問臉部會發生嚴重的凍傷嗎？

A 一般來說，血液循環良好的部位發生凍傷比較容易癒合。

許多人可能有臉頰等地方發黑等臉部凍傷的經驗。即使戴著頭套（僅有眼睛露出）等裝備，在暴風雪中持續移動，附著在頭套的雪隨著體溫融化，然後融雪又在風的吹拂中結冰，造成臉部凍傷。不過由於血液循環相當好，症狀不太可能會惡化。臉部將呈現明顯的黑色一段時間，但是會自然恢復。然而，鼻子是一個例外。鼻子突出於臉部，血液循環有限。因此少數人曾發生會類似於手指或腳趾的嚴重凍傷，導致不得不將鼻子的前端切除。

另外，也有人因為在短手套和外套之間的濕雪，造成手腕凍傷。發生這種情況時，若沒有損傷至深層組織，問題不大，隨著時間推移便能恢復。

本篇重點

基本上無須擔心臉部凍傷，但是要注意鼻子凍傷。

Q12 聽說許多凍傷案例是人為疏失造成的，請問真的是這樣嗎？

A 不少案例是由於經驗不足或判斷失誤而發生凍傷。

凍傷患者多為快四十歲至七十歲的人，男性女性皆有，其中更有一定數量初學乍練的新手。凍傷的原因不乏對風險管理過度天真，這些患者大多覺得「沒有想到會凍傷成這樣。」一初學者可能會認為是由於自己的裝備不好，然而並非如此，事實上裝備可能比經驗豐富的人還好。但是和有經驗的人不同的是，他們更著重在身體狀態管理，及登山途中對於細節的關注。有些案例甚至不是因為事故，僅僅是輕微地滑落而遺失手套所造成的凍傷。不過另一方面，有些經驗豐富的人也曾不知所以地凍傷。或許正是因為經驗老到，反而粗心大意了。

在醫院為患者治療時，我觀察到每個人對於凍傷的反應不盡相同。由於會有很多機會和他們交談，但是卻常常聽到有些人的故事不符合邏輯，都是用偏見看待問題。對於這樣的人，我認為這次他們逃過一劫，但是下一次可能就會遭受到更嚴重的凍傷。

當目標前往艱難的積雪的山區時，需要理性地準備，而在移動過程中，必須要可以準確地判斷狀況。季節和海拔高度所產生的難度，以及惡劣天氣狀況，這些都是能夠事前預測的。為這些應對措施做好準備再進入到山中，才是正常前往積雪的山登山的準備流程。

由於我們是與大自然打交道，有時候可能會出現超過應對範圍的情形，發生凍傷在所難免。但是有些人明明可以避免凍傷，卻因為沒有客觀地掌握和理解所遭遇的狀況，這正是所謂人為疏失的凍傷。

虛心地累積登山經驗，在計劃時挑選適合自己技巧跟體能的山，並且預測天氣等可能的惡劣情況，做好萬全的應對準備。在山上，客觀地評估情勢做出判斷。透過這樣做，相信就可以避免很多人為疏失的凍傷。

本篇重點

紮實地計畫和準備，符合邏輯的判斷將能預防凍傷。

【皮膚問題篇】

解答者 小阪健一郎 醫師

Q1 夏天在山上被曬傷到紅腫。請問為什麼在山上會嚴重曬傷？

A 高海拔地區有更多的紫外線（UVB）。

曬傷，是太陽光線中的紫外線傷害皮膚細胞引起的發炎。發炎會導致紅腫（曬傷），發炎緩和後將出現黑色素沉澱（曬黑）。而紫外線自波長短至長，分為UVC、UVB和UVA，波長越短對皮膚傷害越大。UVC會被距離地表十到五十公里的臭氧層吸收而無法抵達地面，UVA則不會被臭氧層減弱而抵達地表。另一方面，即使UVB會被臭氧層吸收，還會因雲層與大氣中的懸浮微粒而減弱，最後仍有其中一部分抵達地面。因此海拔越高，UVB被減弱的程度就越小，這就是在山區比城市更容易被曬傷的原因，因為有更多的紫外線。

夏天在山上容易曬傷的原因不言而喻。夏季太陽高聳（太陽仰角高），日照量甚至是紫外線量多。與可見光一樣，紫外線會被雪的表面反射，在殘雪期間或夏季山區的雪溪中行走時，會暴露在大量的紫外線中，因此也需要注意雪盲症（雪中反射的紫外線進入到眼睛而引起的發炎）。此外，紫外線不但不會被雲層完全遮蔽，也會被地表反射，所以就算在陰天或遮陰處，仍有少量的紫外線會照到皮膚而不能大意。

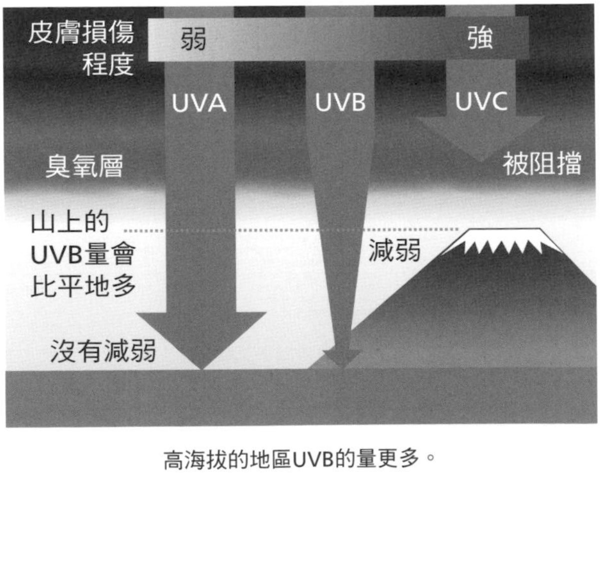

高海拔的地區UVB的量更多。

本篇重點

高海拔地區有大量的紫外線（特別是UVB）。即使在遮陰處或陰天，仍會有紫外線照射。

Q2 請教我在山上防止曬傷最有效的方法

A 防曬乳非常有效。

儘管戴帽子、穿長袖長褲的防止曬傷效果不言而喻，但是如果不想放棄穿著短袖短褲爬山的舒爽感，善用防曬乳是最好的方法。

防曬乳有兩種類型：紫外線散射劑和紫外線吸收劑。散射劑類型的防曬乳雖然會因汗水而變白，但是不太容易起疹子；而吸收劑類型則是滑順且易於塗抹，但是有些人會起疹子。不容易起疹子的人，可以兩者任選使用。

另外，防曬乳也有「PA」和「SPF」等指標。「PA」是對UVA的防禦能力的效果，而「SPF」則是對UVB。兩者都是數值越大，效果越好。最高級別是「PA++++」和「SPF 50+」。這些都可以輕鬆在便利商店和藥妝店購買。

此外，就算已經塗了一次防曬乳，也會在登山活動裡被汗水沖掉，所以在移動過程中多次補塗防曬乳吧。

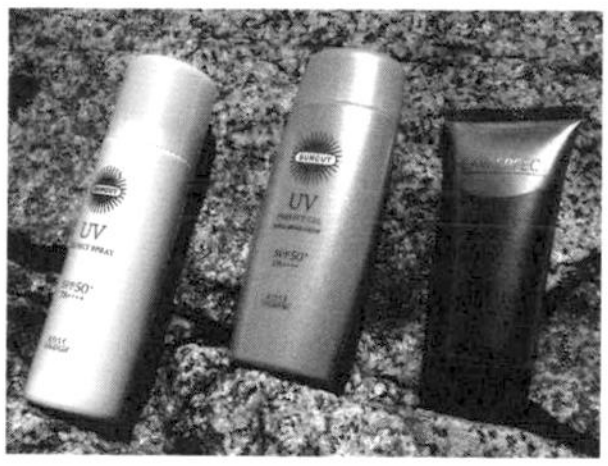

藥妝店等場所常見的防曬乳。左邊是噴霧型，中間為紫外線吸收劑型，右邊則是紫外線散射劑型。考量到會需要重複塗抹數次，建議買大容量的吧。

如果擔心手髒還要塗防曬乳，或是不想要黏手，可以試試看噴霧型的防曬乳。噴霧型的防曬乳也有紫外線吸收劑型和紫外線散射劑型。再者，也可以利用手背塗抹，也被稱作M式塗法（M式塗布法）。

順帶一提，我在攀岩時，會先戴上鴨舌帽，再戴上頭盔。除了可以遮擋陽光外，也可以防止瀑布的水直接噴到眼睛上。

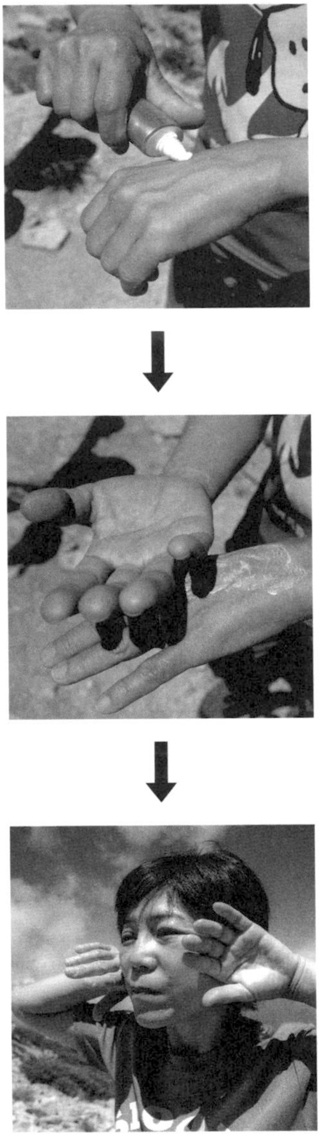

利用手背塗抹防曬乳，可以讓手指和手掌不會黏黏的。

本篇重點

塗抹具有良好紫外線防護的防曬乳可以預防曬傷。

由於會被汗水洗掉，每次休息時重新補塗吧。

Q3 曬傷甚至到會痛的程度，該採取什麼急救措施

A 冷卻有助於抑制發炎。

曬傷時，冷卻皮膚減緩發炎是相當有效的。最理想是用雪或冰冷卻，也可以使用濕毛巾。類固醇外用藥（藥膏）也十分有效。另外，也可以服用解熱鎮痛藥（非類固醇抗發炎藥（NSAIDs）或乙醯胺酚）緩解疼痛。這些藥物對於解決發炎後變黑的曬黑狀況均無效果。此外，經紫外線照射一段時間後，可能會出現水泡。此時塗抹類固醇藥膏為時已晚，反而會助長細菌感染，延後皮膚復原的時間，所以小心別不留神地塗上。

如果發炎症狀持續的話，可能會二次細菌感染。這時可以使用抗生素藥物，有助於加快癒合速度。要是擔心癒合速度緩慢，建議向皮膚科求診。

本篇重點

嚴重曬傷時，請冷卻皮膚並且使用類固醇外用藥。非常疼痛的話，服用解熱鎮痛藥也很有效。

Q4 請問常常前往登山，對皮膚會有長期的影響嗎？

A 暴露於紫外線之中會造成皮膚老化。

長年暴露在紫外線之中，會導致斑點或皺紋等皮膚老化（光老化）現象。登山往往會使皮膚暴露在紫外線下，儘管單次登山不會造成皮膚瞬間老化，但是歷經多年的登山，像是三十三歲的我臉上出現斑點（老人斑）。也有些皮膚癌是由於長年暴露在紫外線下而引起的，許多案例是在高齡才開始出現。這些症狀大多數不會危及生命，無須過度擔心。

無論是山上還是平地、是夏天還是冬天、是晴天還是雨天都有塗防曬乳的人，比較完全沒有的人，長年下來皮膚老化的程度或罹患皮膚癌的機率會有明顯的差別。可以說塗防曬乳幾乎沒有壞處（副作用），是非常值得的。

本篇重點

長年登山可能會造成皮膚光老化。持續暴露在高強度的紫外線下，會導致皮膚癌。

Q5 請問登山途中會遇到那些吸血的昆蟲呢？請教我被吸血時的應對方法

A 蚊子、蚋，和虻為主，類固醇外用藥在被吸血後是有效的。

日常生活裡常見的蚊子，會從春季到秋季出現於住宅區和低海拔的山區。住宅區大多會是家蚊，而在草叢茂盛的地方則是白線斑蚊。蚊子叮咬後通常會馬上引起腫脹（蕁麻疹）和劇烈搔癢（立即型反應），至兩小時內即消退。但是也有些人則是到隔天才出現症狀（延遲型反應）。

蚊子的活動時間在黃昏與深夜最為活躍。尤其夏天前往低海拔地區露營時特別惱人。然而，為了避免蚊子侵襲而封閉帳篷的出入口，將讓人感到炎熱、難以入睡，所以建議使用設有蚊帳、通風良好的帳篷。

初夏時節出現在山區和溪谷邊的蚋，體型略小於蚊子，

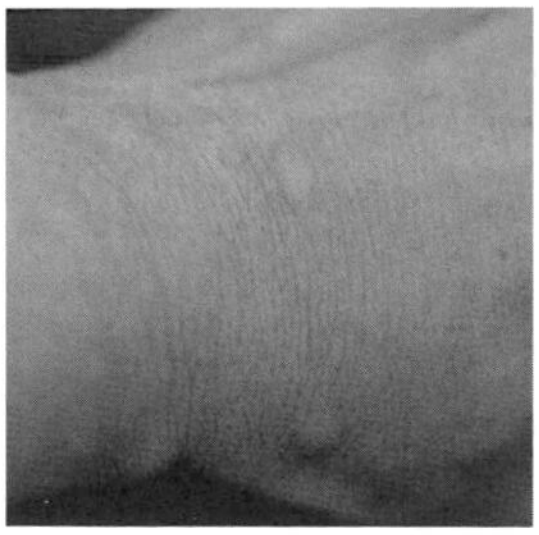

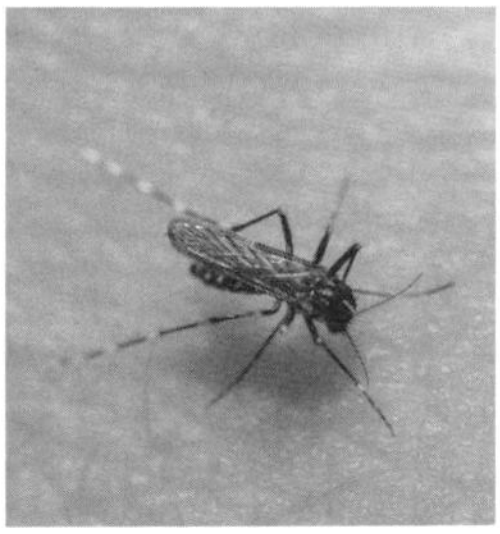

雜木叢生的地方常見的白線斑蚊（右）。左邊的照片是即時型反應的腫脹。

外觀看起來像是小隻的蒼蠅。一開始可能不會注意自己被蚋叮咬，直到過了一段時間後，被螫到的部位出現疼痛以及紅腫，才會意識到自己被叮了。我也曾經在臉上也被叮過，那時腫得眼睛無法睜開。

另外，夏季走在山上時，突然感覺到手臂或腿部疼痛，並且發現是一對大眼睛的昆蟲正在吸血，那就是虻。

虻會切開皮膚吸血，所以被叮咬時會感到非常痛。不過馬上抖掉的話，也不會留下太大的傷害。然而，如果被吸了大量的血，除了疼痛也會伴隨出現紅腫。虻常見於溪谷的沿線，特別容易在溯溪或是漫不經心地吃行動糧時被螫。

外型酷似蜜蜂的黃巨虻，儘管體型膨大十分嚇人，但是更危險的是伊豫弘虻（日文俗稱メジロ）。它們會於盂蘭盆節（農曆七月十五）左右，成群結隊出現在如日本新潟縣等雪國的山谷中。許多溯溪的愛好者，包含我自己，都曾有言語難以形容的恐怖經驗。

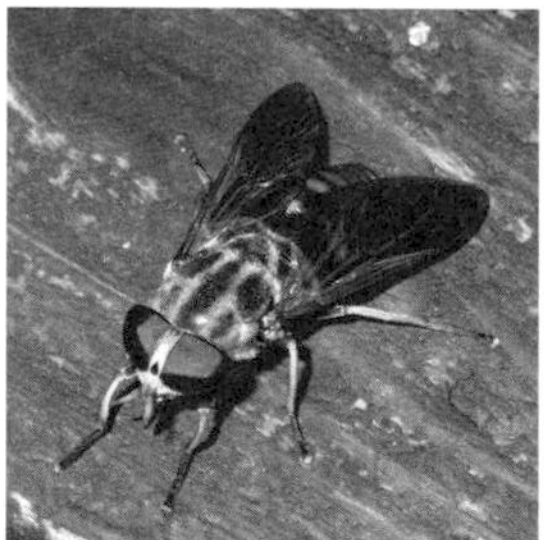

形似蜜蜂的黃巨虻，是日本國內最大的虻，也會吸人血。

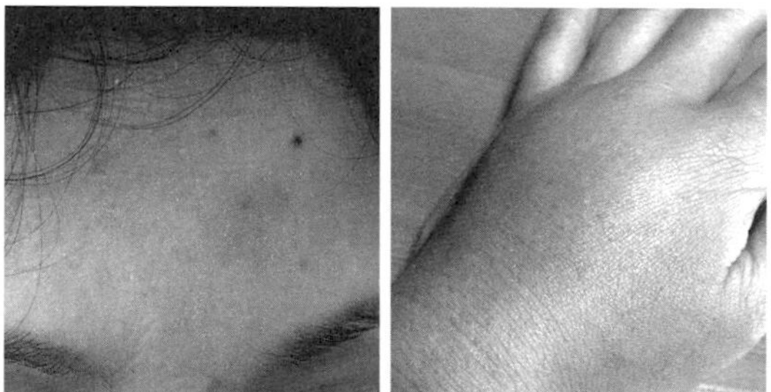

被蚋叮咬的額頭和手。不僅會腫大和搔癢，也會伴隨著疼痛。

除了蚊子、蚋和虻等昆蟲會吸血引起的皮膚炎之外，被蜜蜂、蜈蚣叮咬，或是觸碰茶毒蛾（學名為Arna pseudoconspersa）等所造成的皮膚炎，基本上最終都會自然消退，不過塗抹類固醇外用藥有加速癒合的效果。

最後，如果腫脹或搔癢十分嚴重而求診於皮膚科時，醫師可能也會開抗過敏藥物或是類固醇內服藥以解緩症狀。

☑本篇重點

基本上被昆蟲叮咬會自然癒合。

若有嚴重的疼痛或搔癢，請及早使用類固醇外用藥。

Q6 擔心類固醇外用藥的副作用，請問該選哪種類型的呢？

A 如果只是用在被昆蟲叮咬的部位數天，不至於會有副作用。

長期使用類固醇外用藥，的確會有皮膚變薄等副作用，但是連續幾天用於被昆蟲叮咬的部位，每天塗抹數次也不太可能引起任何問題的副作用。

類固醇外用藥種類豐富，並且可以依據其作用效果進行排名。針對昆蟲叮咬的急救措施，建議使用排名之中最高的那一款。另外，許多市售的類固醇外用藥含有抗生素，但是這些成分對於治療昆蟲叮咬是不必要的，因為曾有少數抗生素引起疹子的案例，所以建議選擇不含抗生素的類型。

符合前述說明的市售藥，如Rinderon Vs藥膏、

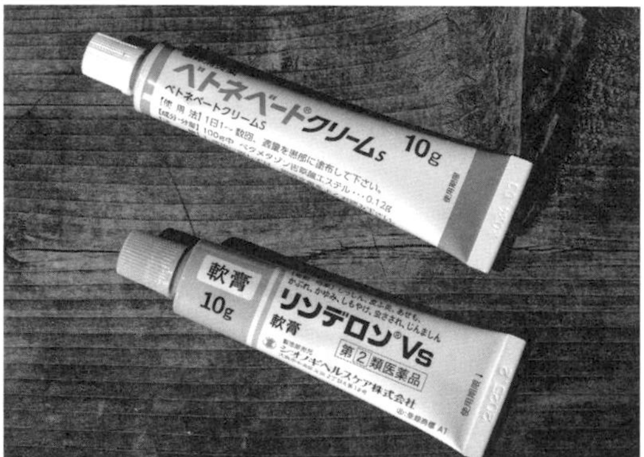

日本市面販售效果名列前茅、不含抗生素的類固醇外用藥。

BetonebetoN軟膏S。此外，皮膚科醫生可以開比市售藥更高等級的類固醇外用藥，也就是更有效的外用藥處方。因此若對於治療昆蟲叮咬有顧慮，建議前往皮膚科求診。

本篇重點

使用效果較強的類固醇外用藥可以減緩搔癢症狀。
避免使用含有抗生素類型的藥膏。

Q7 登山途中遭到蜜蜂叮咬，請教我應對的方法

A 若是虎頭蜂、長腳蜂或蜜蜂，使用類固醇外用藥是有效的。

螫人的蜂大致上有三個種類：虎頭蜂、長腳蜂和蜜蜂。無論是哪種蜂，當接近它們的蜂巢時，基本上都會攻擊螫人。尤其虎頭蜂是非常危險的，因為它們會在土壤中築巢，可能不知不覺地踩到而刺激到它們。

初夏至秋季期間的登山途中，可能會看到虎頭蜂在岩石、樹洞或神社的屋簷下築巢，請留意不要接近它們。另外，當蜂近距離出現時，很有可能附近有一個巢，所以請小心翼翼地離開，以免刺激到它們。此外，對蚊子、蜱蟲和蚋有效的驅蟲劑（驅蟲噴霧劑等）對蜂是無效的。

被蜂螫到時，不管是哪種蜂都會因蜂毒而引起腫脹和疼痛。而對此有效的急救措施是使用類固醇外用藥。

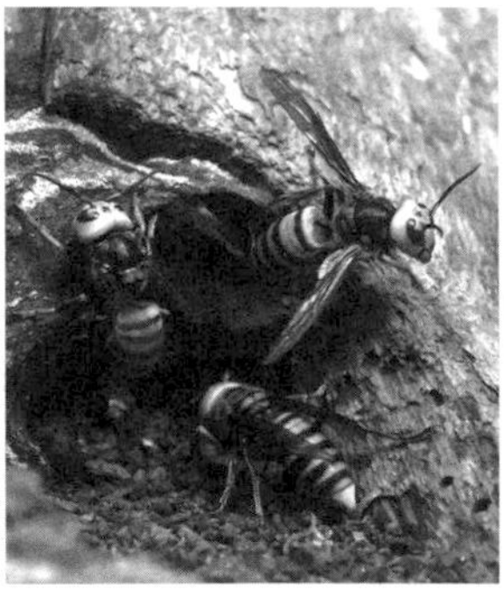

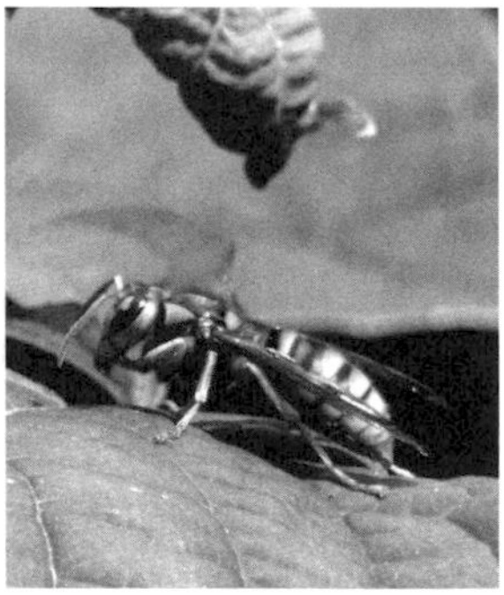

大虎頭蜂（左）和黃色雀蜂（右）。

也有些人對蜂毒有過敏反應，導致發癢或發紅的皮膚炎。過敏反應分成立即引發症狀的立即性過敏，和隔天之後才發病的遲發性過敏。立即性過敏若病情惡化，可能會引起過敏性休克而死亡。而另一種的遲發性過敏不會造成全身性症狀。

本篇重點

驅蟲劑對蜂是無效的。發現一個蜂巢時，務必不要靠近。

被蜂叮咬時，以症狀治療為主，可以冰敷患部，服用抗過敏藥物、止痛藥物等。

資料來源：衛生福利部中央健康保險署

Q8 聽說被蜂螫到兩次以上，會出現過敏性休克。請問這到底是怎麼回事？

A 這是被蜂螫到後十五分鐘內心臟驟停的症狀，相當危險。

在日本，每年約有二十人死於被蜂螫傷。蜂可能是最危險的野生動物，因為它們比棕熊、日本蝮蛇和日本錦蛇的數量還多。因蜂螫傷而死亡的原因是，對蜂毒過敏導致的過敏性休克。

典型蜂毒立即性過敏的症狀有蕁麻疹和意識不清。過敏性休克是一種同時出現數個器官症狀的過敏反應，特別是呼吸道系統症狀（如呼吸困難）、消化系統症狀（如腹痛、嘔吐）和循環系統症狀（如低血壓）等。

休克，是血壓下降、流向全身器官的血液無法維持運作的狀態。休克有形形色色的類型，例如因大量出血導致血量不足而休克的低血容性休克；由於過敏反應引起全身的末梢血管擴張，血管通透性增加（水分、營養物質等在血管和周圍組織過度移動）而休克的過敏性休克。尤其當人體最重要的器官－大腦的血液循環無法維持時，將引發意識障礙，非常危險。

如果出現致命的過敏性休克，從被螫傷到呼吸停止或心臟驟停的平均時間只有十五分鐘，眨眼間就會失去性命，是相當危險的症狀。

從未被螫過的人不會對蜂毒過敏，但是有被螫過一次以上經驗的人，可能已經罹患蜂毒過敏。當螫傷次數越多，越有可能過敏。而螫傷的間隔越短，越有可能發生過敏性休克。

主要會螫人的峰有虎頭蜂、長腳蜂和蜜蜂，無論是哪一種都能引發過敏性休克。即使是被長腳蜂螫過，也有可能對虎頭蜂的蜂毒有過敏反應，反之亦然（也就是有交叉反應）。不過，一般認為蜜蜂的蜂毒沒有交叉反應。

過敏性休克除了蜂毒外，也會因對食物或藥物的立即性過敏（第一型過敏反應）引起。但是不會因觸碰漆樹等遲發性過敏（第四型過敏）而發病。

☑本篇重點

過敏性休克會在被蜂螫傷後十五分鐘內死亡。曾經被螫傷的人有發病的可能性。

Q9 不幸發生可能會致命的過敏性休克，請問有任何急救措施嗎？

A 自己注射腎上腺素是有效的。

過敏性休克是一種全身的末梢血管擴張，血液無法供給至身體內臟器官的狀況。若發生這種狀況，應該將病人採取仰臥姿勢（面朝上躺下），雙腳抬高約三十公分以減少流向腿部的血液，增加大腦和內臟器官的血液流量。另外，如果感到噁心或是已經嘔吐，建議改為側臥姿勢，避免被嘔吐物嗆到。

此外，藥用腎上腺素有加強運作和收縮末梢血管的作用，有助於提升血壓。面對全身末梢血管擴張，血壓降低的過敏性休克十分有效。「Epipen」是一種人們可以自己注射藥用腎上腺素的自助注射器。Epipen名稱的來自於藥用腎上腺素（Epinephrine），置於筆型（Pen）的注射器之中。當發生過敏性休克時，立刻自己注射Epipen，可以有效抑制症狀。

當被蜂螫到後出現疑似過敏性休克的症狀，請勿猶豫馬上注射Epipen。因為還在判斷症狀的階段就會出現意識障礙，進而無法自行注射Epipen。在沒有需要時使用Epipen，所引起的問題（副作用）並不嚴重，因此若還不太確定情況，建議還是先立刻注射吧。

Epipen必須事前由醫生開處方。此外，Epipen使用期限為一年，若沒有使用必須每年更新。

雖然不是急救措施，但還有一種方法可以治療蜂毒過敏本身。將稀釋的蜂毒萃取物反覆地進行皮下注射，並且逐漸提高萃取物的濃度，也就是所謂的免疫療法（又稱減敏治療）。這種治療方法似乎已經被歐美國家採用，可惜不適用於日本的健康保險。過去曾經有些醫院提供自費治療，但是由於已經停止向日本供應蜂毒萃取物，現在好像已經沒有了。台灣部分教學醫院有提供此項醫療。

☑本篇重點

發生過敏性休克時，患者應以仰臥姿勢休息。更有效的是自行注射腎上腺素。若有任何遲疑，最好還是注射。

Q10 用於昆蟲咬傷的毒液吸取器，請問有效嗎？

A 目前仍不確定是否有效。

針對被蜂螫傷的毒液吸取器的有效性，目前還沒有相關研究，無法知道是否有效。我在找關於毒液吸取器有效性的研究時，發現幾篇報告指出對於毒蛇叮咬是沒有效的。但是極盡所能地搜尋，仍然找不到任何研究測試毒液吸取器對虎頭蜂螫傷的有效性。

於三十九年期間經歷四千四百八十二個蜂螫案例，資歷豐富的已故小川原辰雄醫師表示「被螫傷時，就算看起來沒關係，使用毒液吸取器做急救，是非常明智的。」（小川原辰雄《攻擊人的蜂》山和溪谷社）

但是另一方面，研究昆蟲叮咬的權威皮膚科醫師夏秋優醫師則說明「如果被叮咬之後，立即吸取出毒液，儘管會有

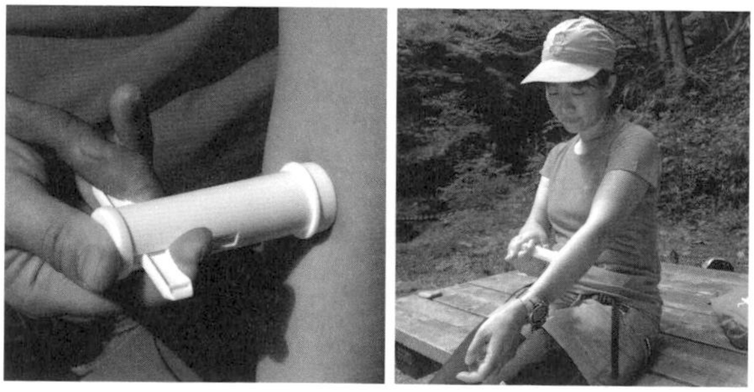

使用毒液吸取器取毒。

一些效果，但是它不可能吸出所有被注入的毒液，不可以過度倚賴它。」（夏秋雨《昆蟲與皮膚炎》學研醫學秀潤社）

因此，可以發現關於毒液吸取器對蜂螫的效果，專家的意見不一。我也曾被蜂螫傷，利用朋友的毒液吸取器將毒液抽取出來。然而，我也不敢確定它是否真的能有吸出毒液的效果。

本篇重點

沒有毒液吸取器吸出毒液效果的研究。

在叮咬後直接使用，可能可以抽出一些毒液。

在拔除具毒性的蜂螫尾刺時，由於其上有毒囊，為避免拔除時擠破，要避免直接以手拔除，而需以刀片鈍部或鑷子慢慢拔除。

資料來源：衛生福利部中央健康保險署

Q11 請問在山上會螫傷人的真蜱（硬蜱）是什麼？會有什麼危險呢？

A 它是會吸血，也會傳播傳染病的節肢動物。

蜱蟲是八條腿的節肢動物，比起昆蟲更接近蜘蛛（皆為蛛形綱）。大多數的蜱蟲比芝麻粒還小（mite），不會吸食動物的血也無害。不過大型的真蜱（tick）在其一生之中會吸血三次，分別在發育成為幼蟲、若蟲和成蟲的過程中各吸一次。

大部分的真蜱只會寄生在特定的動物群體或物種上，不會吸食人類的血。例如，黑兔血蜱只會寄生在琉球兔，而海蛇花蜱只會在海蛇上。然而，有些真蜱會從碰巧路過的人身上吸血。典型的代表種類有龜形花蜱、長角血蜱、全溝血蜱等。

當真蜱吸血時，同時會透過嘴巴將唾液腺分泌物注入宿主的身體內。這種分泌物可以防止血液凝結，以及有麻醉的作用，使它們更容易吸血。所以被真蜱叮咬時，幾乎感覺不到疼痛或是搔癢。如果對這種真蜱的唾液腺分泌物過敏（經敏化作用），下次被螫到時會出現嚴重的發炎、紅腫或搔癢。順帶一提，吃牛肉、豬肉等紅肉後出現蕁麻疹的紅肉過敏，經過分析後證實是由真蜱叮咬引起的。

但是更危險的是，真蜱是攜帶各種傳染病的媒介。在日本，萊姆病、日本紅斑熱和發熱伴血小板減少綜合症（SFTS）等，是主要真蜱為傳播的傳染病。

☑本篇重點

被真蜱叮咬超過兩次會引起因過敏導致的發炎。以及有風險被傳播各式各樣的傳染病。

至戶外活動需作好個人防護，宜穿著長袖衣褲及使用蚊蟲忌避劑，避免染病上身。如被蜱、蟎或跳蚤叮咬，注意叮咬後的反應及早就醫，尤其通常硬蜱叮咬時，會將口器插入皮膚中，應儘速用鑷子夾住硬蜱前端口器小心拔出，不要將其擠碎，並避免將其口器殘留在皮膚中，同時提供醫師資訊，蜱、蟎或跳蚤若能同時送檢，更有助於疾病診斷。

資料來源：衛生福利部中央健康保險署

Q12 請問真蜱（硬蜱）傳播的傳染病是什麼？

A 真蜱會傳播細菌、病毒或原蟲等各種病原體。

會咬人的真蜱種類包含花蜱屬、血蜱屬和硬蜱屬等。另外，真蜱傳播的傳染病病原體有細菌、病毒和原蟲等。傳染的細菌有疏螺旋體、立克次體和無形體屬；而病毒則為SFTS病毒、森林腦炎病毒和蝦夷病毒等。還有一種非常罕見由真蜱傳播的原蟲傳染病（巴貝氏原蟲病），日本至今只有一個案例。

接下來將介紹在日本國內經常發生、具有高致病性的三種傳染病：萊姆病、日本紅斑熱和SFTS。

萊姆病（主要由硬蜱屬的全溝血蜱傳播）

萊姆病是由伯氏疏螺旋體引起的傳染病。典型的症狀是咬傷的地方周圍發紅，像是兩個圓圈（游走性紅斑）。其他症狀如發燒等。在日本，由全溝血蜱傳播。

全溝血蜱分布於寒冷地區，棲息在北海道全境（包含平原）、東北地區海拔超過八百公尺、關西地區超過一千五百公尺和九州地區超過一千七百公尺等區域。每年約有十幾位萊姆病的患者，主要在北海道。

另外，還有一種全溝血蜱傳播的新傳染病，有別於造成萊姆病的伯氏疏螺旋體（細菌），而是由宮本疏螺旋體引起，即宮本疏螺旋體病（BMD），近年來受到專家們的關注。

日本紅斑熱（主要由血蜱屬的真蜱傳播）

日本班紅熱是一種由日本立克次體引起的傳染病。有三個典型的症狀：發燒、全身起紅疹（紅斑）和傷口結痂。一般認為這種立克次體最有可能被血蜱屬的豪豬血蜱傳播。多數的案例發生在房總半島到東海、西日本等地區，每年約有兩百例。即使在有診斷和治療方法的今日，仍有高齡患者死亡的案例。

此外，除了日本紅斑熱，國內還有極東紅斑熱、田村氏立克次氏體傳染病、瑞士立克次氏體傳染病等由真蜱傳播的紅斑熱，但是案例十分地少。

SFTS（主要由血蜱屬的真蜱傳播）

SFTS（發熱伴血小板減少綜合症）是由SFTS病毒引起的傳染病。其特徵是發燒，卻不會起疹子，反而常有消化系統的症狀。一般認為由血蜱屬的真蜱傳播。致死率高達一〇％，而且沒有有效的治療方式。另外，儘管非常罕見，仍有感染SFTS的貓傳染給人類的案例。

案例大部分在關西以西的地區，夏天每個月約有十至二十人，每年（一個夏季）約有七十至八十人。而靜岡縣也曾在二〇一〇年三月通報案例。

此外，在我居住的京都，由於被真蜱咬傷而到皮膚科就醫的案例，有九成是龜形花蜱。然而，這個物種不會傳播高毒性的病原體。而剩下的一成則是長角血蜱或全溝血蜱等。但是即使被這些蜱蟲咬傷，也不一定會引起前述的傳染病。我也曾多次被真蜱叮咬，但是身體狀況沒有任何異常，十分健康。

順帶一提，如果被真蜱咬傷感到不適而前往醫療機構求診時，知道是被哪種真蜱叮咬能成為診斷的重要線索。雖然被咬傷後，應該立即前往皮膚科就醫，但是有時候可能不得不自行把真蜱去除。此時可以將取出的真蜱。浸泡在手部消毒用的七〇％酒精中保存。

最後再補充一件事，我有一位北海道大學山岳社的朋友I先生，在日高山脈溯溪時，被真蜱咬傷後引起發燒。康復後進行抗體檢驗，顯示他感染蝦夷病毒傳染病。蝦夷病毒是一種真蜱傳染的病毒，最近由獸醫師松野啟太發現並且發表，但是不知道是由哪種真蜱傳染。而I先生不慎處理掉拔除的真蜱，若當時保留的話，可能會成為一項重大的發現，非常可惜。

本篇重點

三種主要的真蜱傳播傳染病：萊姆病、日本紅斑熱和SFTS。

被真蜱咬傷不一定引起疾病。

Q13 請教我預防被真蜱（硬蜱）螫傷的方法

A 使用有效驅趕真蜱的驅蟲劑（驅蟲噴霧）吧。

進行野外活動時，建議不要穿著暴露的服裝。不過即使穿著長褲，真蜱還是有可能會從草叢掉到人的身上，並且爬進褲子裡面。許多案例是真蜱還會爬進內衣中，叮咬皮膚軟嫩的陰部。因此，單靠合適的衣物無法完全預防真蜱。

更有效的方式是用有效驅趕真蜱的驅蟲噴霧，噴灑在頸梗、手和腳等部位。「敵避（DEET）」是其中代表性的真蜱驅蟲劑。購買驅蟲噴霧時，建議挑選含有高濃度敵避的款式，除了效期較長，還能噴在襪子或褲頭，不用直接噴在皮膚上。而日本國內大型廠商有販售

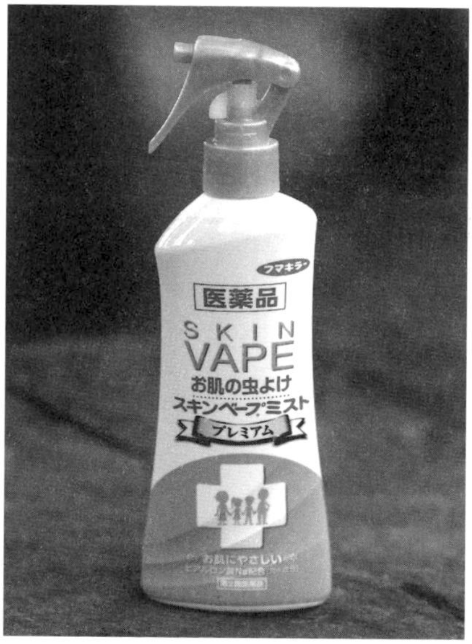

含有敵避成分的驅蟲噴霧。

最高濃度到三十%的款式。

其他對真蜱也有效的驅蟲劑包含「埃卡瑞丁」和「尤加利精油」等。市面上也有販售含有前述成分的驅蟲噴霧。

本篇重點

避免露出皮膚的方法的效果有限。
使用含有「敵避」成分（建議濃度為三十%）的驅蟲噴霧吧。

Q14 請問發現真蜱（硬蜱）正在叮咬我的皮膚，該如何處理呢？

A 被螯到的當下，拔起它是有可能的。

雌性的成年真蜱從開始叮咬到脫落，時間久的話會長達到一周。我也曾看過持續吸血兩個星期，已經長到和日幣五百圓硬幣大小的龜形花蜱。

真蜱在叮咬後幾天內，會從螯人的口器分泌一種如水泥的堅硬物質，像是針頭刺進石頭般，使人無法靠自己拔出。若強行拔除僅會撕裂牠的口器和臉部。當真蜱變得飽滿（喝飽了血），將融化水泥般的物質，接著拔出口器並且脫落。

在形成水泥般物質之前，很有機會可以在第一或二天自行拔除真蜱。有時候能透過拉扯牠的身體，輕鬆地拔除，但是大部分的情況沒有這麼簡單。有一種方式是用細鑷子盡量夾住口器或臉部的根部拔除。另一種方式是用蜱蟲拔除器，一個類似拔釘器，專門用於去除真蜱的工具。將蜱蟲拔除器插入皮膚和真蜱之間，然後旋轉拉出。此外，也有人試過在真蜱上塗凡士林，約三十分鐘後拔起。或是使用液態氮冷凍的方法。

沒有固定的處理方式，每位皮膚科臨床醫師都不斷地嘗試摸索。在我的皮膚科門診，我會用蜱蟲拔除器去除。

順帶一提，蜱蟲拔除器（Tick Twister）的Tick指的是真蜱，Twister則是指像是龍捲風般將真蜱旋轉拔出。這個工具可以在網路商城購買。

如果無法拔除，或是被撕裂的口器留在皮膚上，必須把整塊皮膚切除，所以請向皮膚科求診。醫生會進行局部麻醉，將直徑數毫米的皮膚切除。

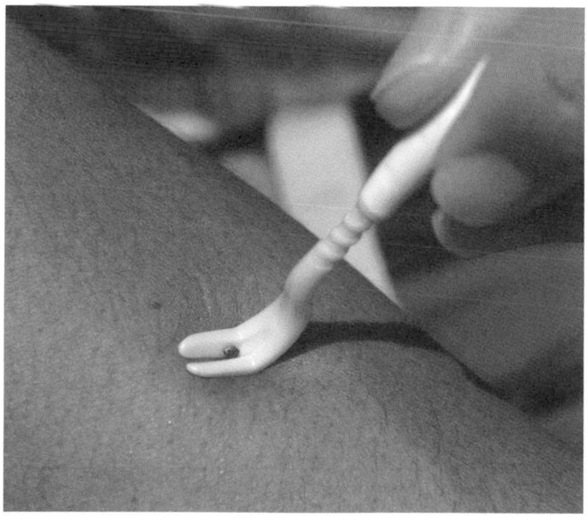

可以將真蜱拔除的蜱蟲拔除器。

本篇重點

在被真蜱（硬蜱）螫到的當天，非常有機會可以用鑷子拔出。若是第二天以後，請到皮膚科求診。

Q15 請問觸碰到漆樹會發生什麼事呢？

A 接觸到的皮膚會搔癢並且出現紅色丘疹。

當碰觸到生長在山區的漆樹樹葉，皮膚會發紅（紅斑）、出現丘疹。嚴重的話，還會出現伴隨水泡、腫脹和強烈搔癢的接觸性皮膚炎。

這種碰到漆樹的接觸性皮膚炎，是對漆樹含有的「漆酚」物質發生遲發性過敏（反應時間較長的第四型過敏）。會在接觸漆樹後的第二至三天出現症狀，所以下山才會發病。

另外，這種疾病只會發生在以前曾碰過漆樹，並且有過敏反應的人。理論上，第一次觸到的人不會出現這

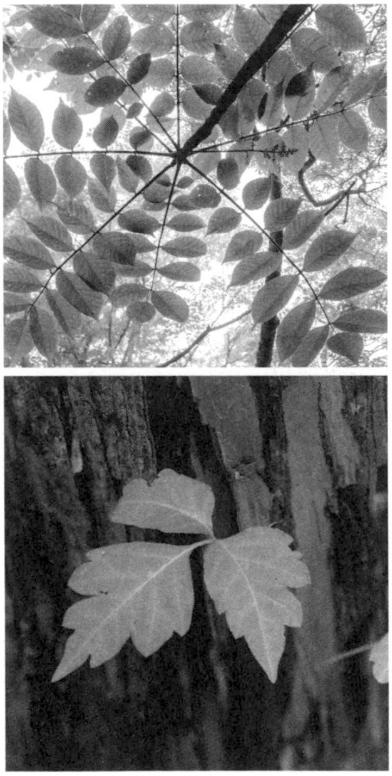

日本漆樹科代表性的植物有毛漆樹（左），和蔦漆（右）。

種疾病。

碰到漆樹的接觸性皮膚炎會在約兩周內自然癒合。不過嚴重的人症狀部位會發熱並且腫脹，造成瘙癢難耐無法入睡，。

除了使用效果排名較高的類固醇外用藥，皮膚科醫師還可以根據症狀開出抗過敏藥和類固醇口服藥，所以症狀嚴重時請就醫。

☑本篇重點

碰到漆樹的接觸性皮膚炎是一種遲發性過敏。接觸後不會立即發作，而是在二至三天後發病。

Q16 在帳篷內被熱水燙傷大腿，請教急救應對方法。

A 請迅速地冷卻。

建議盡快用溪水、雪或冰等長時間地冷卻。只不過有時候燙傷的部位，會難以脫下緊身衣物，或是在公共場合不方便脫衣服。這種情況下，可以將溪水倒在衣服上，有時候甚至也可以直接浸泡在溪流當中。

如果水泡的面積範圍很大，遍及身體表面積成一〇%以上（十隻手掌約占身體表面積成一〇%），建議住院治療。因此，若燙傷範圍很廣，請評估請求救難。

燙傷稍微嚴重的部位，直到痊癒的變化

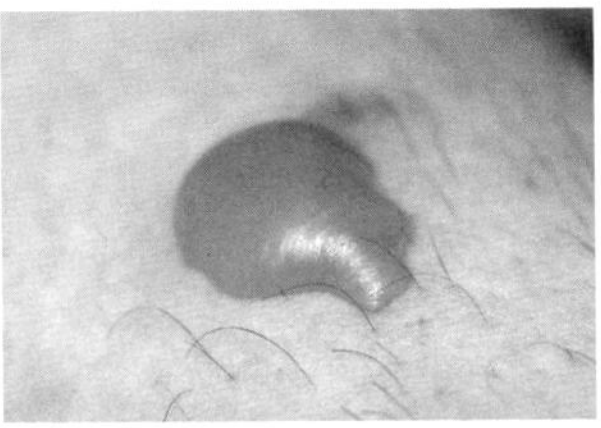

1 燙傷後的隔天。之後前往皮膚科就醫，將水泡去除。

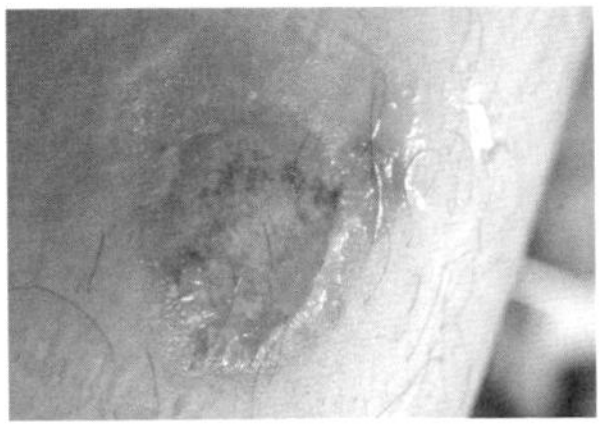

2 六天後的傷處。皮膚仍未開始恢復。

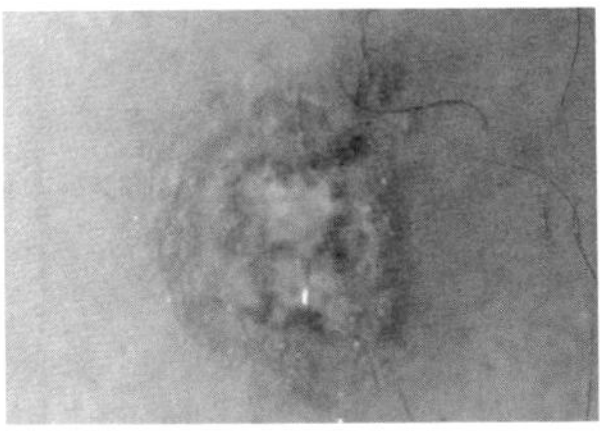

3 十三天後的傷處。周圍的皮膚多少逐漸復原。

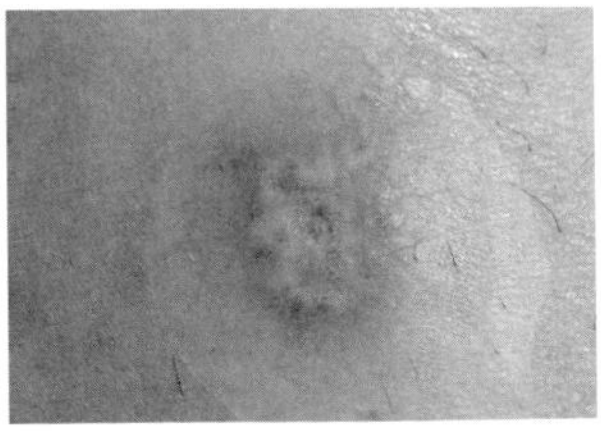

4 四十天後的傷處。復原至幾乎不會在意的程度。

Q17 請問在登山時可能會遇到哪些類型的蛇？尤其是毒蛇

A 在日本毒蛇有日本蝮蛇和虎斑頸槽蛇。

在北海道、本州、四國、九州和其他周邊島嶼，有兩種毒蛇：日本蝮蛇和虎斑頸槽蛇。

日本蝮蛇

日本蝮蛇是日本特有種，分布範圍從北海道至屋久島（長崎縣的對馬島有另一種對馬島蝮）。不僅棲息於平地，也會出現在山區、山谷或海岸等區域，經常可以在登山途中見到。

有些人對日本蝮蛇有牠會攻擊人的印

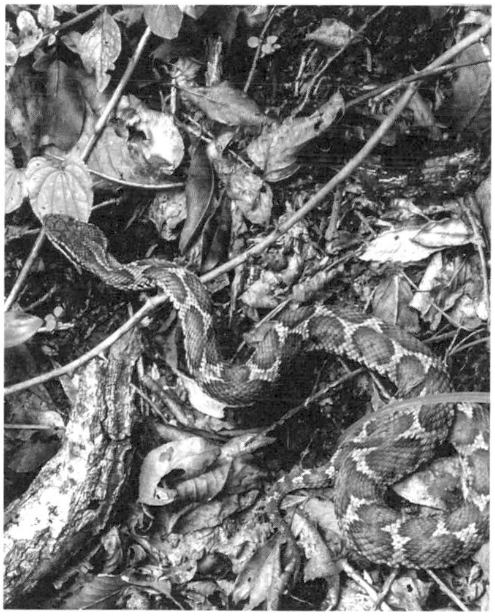

日本蝮蛇。頭部呈現三角形，身體上有硬幣紋樣。身形粗短。

象，但是人類在接近時牠並不會飛撲出來。在不知情的情況下踩到或試圖抓住牠們才會發生咬人事件。

由於有劇毒，若被咬的話，應該立即到醫療機構求診。如果位於公路附近，可以撥打一一九報案。我曾有被咬傷的經驗，當時是跑下山，然後從登山口搭救護車前往醫院。

虎斑頸槽蛇

虎斑頸槽蛇也是常見於林道或是山區的蛇，不過牠只分布在北海道。

幼體的頸部都呈現鮮黃色，但是成體有地域及個體的差異，在東日本會有明顯的紅色斑點，西日本則是土黃色。體型的話，最大可以超過一公尺。

相較於日本蝮蛇，虎斑頸槽蛇咬人的情況較少。即使不慎被咬，也因為毒液毒性較低，很少有人因此死亡。我也曾被虎

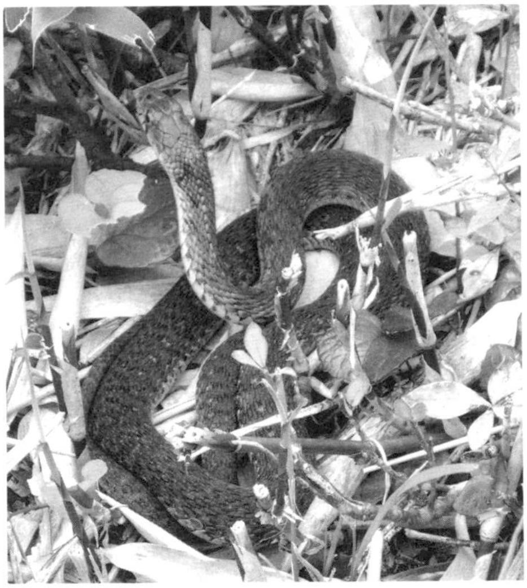

虎斑頸槽蛇。較日本蝮蛇大。鱗片有稱作龍骨的明顯條紋，以及粗糙的表面。

斑頸槽蛇咬過，但是身體狀況並無異常。

此外，登山者也經常可以看到日本錦蛇、日本四線錦蛇、日本麗蛇和東亞腹鏈蛇等無毒蛇類。加上較少看見的黑脊蛇和白斑蛇（學名為Dinodon orientale），共有八種蛇。

本篇重點

台灣常見毒蛇有：龜殼花、飯匙倩、雨傘節、赤尾青竹絲、百步蛇、鎖鏈蛇。了解蛇的特徵有助於在第一時間辨別牠們。

台灣毒蛇咬傷大多分佈在四至十月，尤以七至九月雨季最為集中。蛇咬傷需保持冷靜，記住蛇的特徵，使用彈性繃帶包紮患部。

凡是被蛇咬傷都應該尋求醫師治療，蛇的辨別與確認極為重要，應盡量記住蛇的特徵，以利給予抗毒蛇血清。必要時請聯絡台北榮總毒藥物防治諮詢中心（02-28757525），及高醫毒藥物諮詢檢驗中心（07-3162631）。

資料來源：衛生福利部中央健康保險署

說明 8

小阪醫師被日本蝮蛇咬傷的經驗

我沒抓過任何一條蛇，卻曾被各種蛇咬過。當然（？）我也曾經被虎斑頸槽蛇和日本蝮蛇等毒蛇咬過。雖然虎斑頸槽蛇嘴巴上顎骨後面有一個叫做杜芬諾威腺的毒腺，但是被它的牙齒咬傷後，毒液才會從滲出，似乎除非被咬得又深又久，否則不會中毒。另外，在脖子上還有兩排稱作頸腺的毒腺。當被牠的頸部強力纏住，毒液便會滲出散開。我曾多次被虎斑頸槽蛇咬過，也被頸部抓過，可惜的是（？）我從未中這兩種毒。

另一方面，日本蝮蛇則兩顆門牙是中空管狀的毒牙，被牙齒刺傷的瞬間會注入毒液。每次我發現一條蛇時，會先用腳踏住牠，使其無法動彈，然後再抓住其頸部。這是我抓蛇的慣用方式，幾乎從未失手。

那次經驗是我到比良山（日本滋賀縣）溯溪，下山時在步道上發現一條日本蝮蛇。如往常般我踩住了牠，但是由於地面不平整

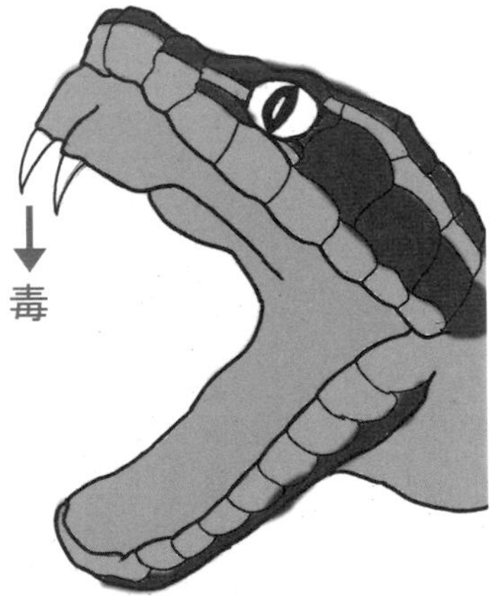

日本蝮蛇有管狀毒牙，在咬人的瞬間注入毒液。

無法固定，當我試圖抓牠的頸部時，右手手指不慎被咬，瞬間極度疼痛，血流如注。

接著我用左手抓住牠，放進一個空的寶特瓶，再塞進背包內，接著以最快的速度跑下山。由於痛苦難耐，我反覆用溪水冷卻，試圖蓋過疼痛。同伴則到有電信訊號的地方撥打一一九，然後我被救護車從登山口送到大津紅十字志賀醫院的急診室。

被咬的手指非常腫，所以醫護人員做了一個切口減壓，並且注射日本蝮蛇血清的點滴，然後在醫院住了一個星期。幸運的是，只有被兩顆毒牙的其中一顆咬住。不過不僅手指，連前臂也腫起來，腋下出現疼痛，大概一個月左右都無法抬起手臂。

日本蝮蛇血清是透過注射少量的日本蝮蛇毒液在馬的身體上，產生對日本蝮毒液的抗體。馬血經過淬煉後產生日本蝮蛇血清，其中含有大量可以中和日本蝮蛇毒液的抗體。人的一生只能注射一次馬血血清，因為一日注射一次，就會對馬血清過敏，第二次注射時就起過敏反應。因此，我再也無法使用馬血清，下次我會認真地抓住日本蝮蛇的。

說明❾

比真蜱（硬蜱）傳染的感染病更為常見的恙蟲病

恙蟲病是日本最多的蜱蟲傳播的感染病。每年約有五百個案例，也有數人死亡。

這種疾病過去只在秋田縣、山形縣和新潟縣流行。由赤蟲恙蟎傳播，牠們棲息在雄物川、最上川、阿賀野川和信濃川等特定流域的河岸和沙洲上，而且僅限於夏季時期。在沒有治療藥物（抗生素）的年代致死率極高，前述地區的人相當害怕這種致命的疾病。而現在這些河床已經過整治，赤蟲恙蟎造成的恙蟲病在現代已經很少有（幾乎沒有）案例。

現在流行的恙蟲病，是由分布在全國各地田野和山區的粗毛恙蟎和小板恙蟎傳播的新型恙蟲病。自一九八〇年代以來，全國各地已經通報許多新型恙蟲病的案例。

恙蟲從卵孵化後，會經歷幼蟲、若蟲和成蟲的成長過程。但是牠只有在一生中的第一餐會吸血一次，其他時間不吸血。粗毛恙蟎和小板恙蟎都會在秋季孵化，因此新型恙蟲病最常發生在秋季時節。不過在日本海側的雪國，牠們會過冬後的春季吸血。而東北地區和北陸地區也是在春季。不過北海道還沒有出現案例。

此外，其他國家也有由恙蟲引起的恙蟲病，特別是日本、印度和澳洲圍成的區域，被稱作恙蟲病三角洲。另外，非洲和南美洲也有恙蟲病。聽說日本著名的溯溪家木下德彥，便是在臺灣感染恙蟲病。

恙蟲病的典型症狀有發燒、起疹子和傷口結痂，和日本紅斑熱一樣。幸運的是，和新型恙蟲病的症狀相比由赤蟲恙螨引起的傳統恙蟲病，毒性和致命性較低。與日本紅斑熱相同，治療方式是給予全身（服用內服藥及施打點滴）四環黴素類抗生素。如果想要了解更多關於恙蟲病的歷史，推薦閱讀《致命的昆蟲：與恙蟲病的奮鬥》（小林照幸。中央公論新社）。

說明⑩ 因真蜱（硬蜱）叮咬而對紅肉過敏

食物過敏是對特定食物立即產生過敏反應的疾病。所有的食物都可能是過敏原，常見包含雞蛋、小麥、牛奶、花生和蝦，但是也有罕見對牛、豬等四條腿動物的肉過敏的情況。但是因為「牛、豬等四條腿動物的肉」字數過長，所以稱作「紅肉過敏」。

基本上，食物過敏是一種食物對應一種過敏。對雞蛋過敏，並不一定表示對其他食物過敏。然而也有例外，例如對腰果過敏，也幾乎會對開心果過敏。如果引起過敏的成分（過敏原）是相同或相似的，一種過敏原可能會引起多種食物過敏。而豬肉與牛肉（還有比目魚的魚卵）有一個共同的成分，即α gal。對其過敏的話，就會對紅肉過敏。

人類並非生來就會過敏，而是碰到某種過敏原一次或多次後產生過敏。一般認為，引起過敏的主要部位是皮膚。有件事可以證明這點，曾經有人在使用含有小麥成分的肥皂「茶之雫」，藉由在皮膚敏化作用，進而對小麥過敏。

此時，有幾個關鍵的疑問：紅肉過敏（α gal過敏）是如何形成的？人類是如何碰到並且對α gal過敏？二〇〇九年，美國康明斯（Commins）等人發現α gal是牛肉過敏的過敏原。接著二〇一一年，還發現牛肉過敏患者熱區的田納西州，也是真蜱傳播感染症洛磯山斑點熱的熱區。當人們被真蜱咬傷後，真蜱唾液中的α gal會使人對牛肉過敏。當時，社會大眾對於康明思等人有如天才般觀點，都感到相當震驚。

事實上，不只有在美國，於日本分布的真蜱唾液中也發現含有α gal，所以日本也會發生同樣的疾病。被真蜱叮咬的疾病，恐怕不單只有真蜱傳播的感染症。

恙蟲病，臺灣全年皆有病例發生。恙蟎的動物宿主有囓齒類、哺乳類（羊、豬、狗、貓）、鳥類等。猝發且持續性高燒、頭痛、背痛、惡寒、盜汗、淋巴結腫大、叮咬處出現無痛性的焦痂、一週後皮膚出現紅色斑狀丘疹，有時會併發肺炎或肝功能異常。不可輕忽。

資料來源：衛生福利部疾病管制署

第3章

心臟病、慢性病 為了能持續爬山而需要

先知道的疾病基礎知識

#【心臟病篇】

解答者 市川智英 醫師

Q1 近年聽說許多登山者猝死，請問這種情況很普遍嗎？

A 在日本長野縣，猝死佔遇難人數兩成以上。

以下是已有公開山難詳細統計數據的日本長野縣為例。

與其他都道縣府相比，長野縣遇難人數較多。下方圖片顯示從二〇一七年至二〇二一年的五年間，長野縣內的山區遇難死亡的原因。幾乎一半的人死於跌倒、滑落等外傷，其次則是疾病。儘管在山區無法做出正確的診斷，但是觀察症狀後，認

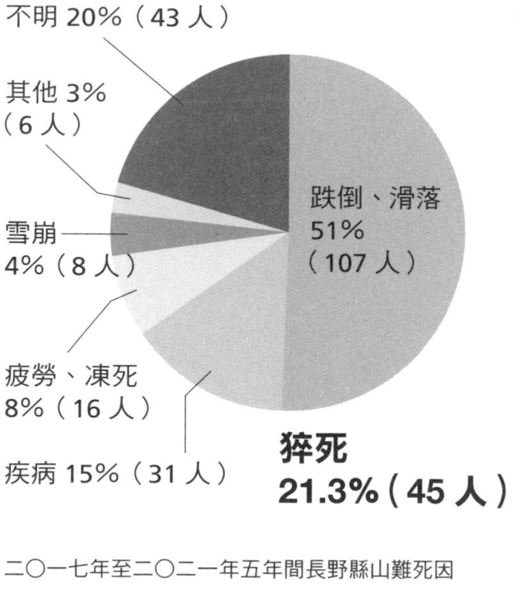

二〇一七年至二〇二一年五年間長野縣山難死因

為因疾病過世的三十一人全部是猝死。此外，死於不明原因之中有十四人也很有可能是猝死，因此共有四十五人在登山時猝死，佔遇難人數兩成以上。

若查看富山縣或北海道的遇難人數，前述的數值沒有明顯的差別。推估日本的平均，遇難過世的人數約有兩成是猝死的。

本篇重點

根據推估，猝死是僅次於跌倒、滑落最多的山難死因。

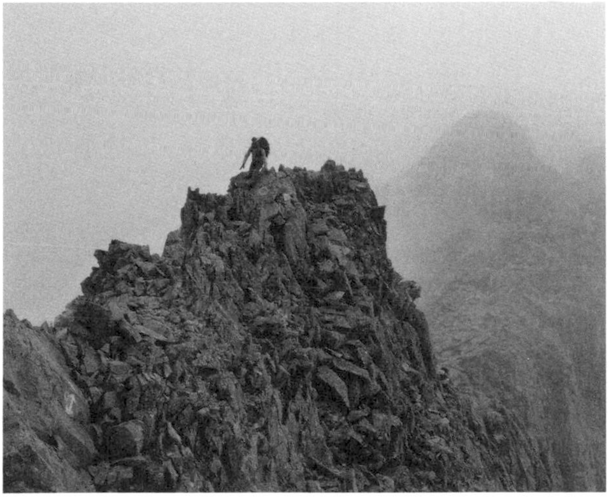

長野縣是北阿爾卑斯山脈、八岳等人氣山區的所在地。每年發生山難和死亡人數是所有都道府縣中最多的。（照片為憲兵峭壁至奧穗高岳之間的岩稜。）

Q2 請問猝死會發生什麼情況呢？

A 在發病二十四小時內會失去性命，大部分的原因與血管問題有關。

猝死，指之前身體還能正常活動，但突然感到不適，接著失去性命。不包含因意外導致的死亡。

根據日本急診醫學會官方網站上的說明，「一位看起來健康、生活正常的人迅速死亡。不含外部原因（如交通事故）造成的死亡，而是依據世界衛生組織（WHO）對死亡的定義，即將死亡或發病後二十四小時內的自然死亡。」「成人猝死最常見的原因是循環系統疾病，尤其是缺血性心臟病。其次則是腦血管疾病。」

經常發生的「缺血性心臟病」，是由於向心臟供血的冠狀動脈狹窄或阻塞而導致血流不足。這種疾病會在沒有徵兆情況下發病，尤其是冠狀動脈堵塞的心肌梗塞，導致心肌壞死而猝死。它是發生猝死的主要原因。

為了預防心肌梗塞造成死亡，必須盡快接受心導管檢查。據說開始治療後的黃金時間（後遺症較少的時間限制）是在六小時以內。

另外，腦血管疾病是腦中風的總稱，包含腦部血管破裂的腦出血，以及血管堵塞的腦梗塞。雖然有些症狀被認為是腦血管疾病的徵兆，如單支手或腳無法動彈、喪失語言能力等，但是發病後突然死亡的案例並不少見。

本篇重點

大多猝死是因為心臟或大腦的血管問題。發病後立即死亡的缺血性心臟病相當常見。

Q3 請問缺血性心臟病在登山途中常見嗎？

A 在登山途中猝死，經常推測是由缺血性心臟病引起的。

在非登山的一般運動過程中猝死的原因，三十歲以下多為心臟肥大（心肌增厚的疾病）等心臟病，或是其他先天性的疾病。而三十五歲以上的話，據統計資料，大約八十％是缺血性心臟病。

跑步（馬拉松）被認為是猝死人數最多的運動。儘管數據有些久遠，在一九四八年至一九九九年期間，東京二十三區內有一百一十八件猝死案例。資料指出其中有八十一％是由心臟病引起，若把主動脈破裂（心臟輸出血液的大血管，上面的腫瘤破裂）和腦血管疾病（腦中風）也計算在內，共有九十六％的猝死原因是由於心血管疾病。登山途中發生的猝死，其情況也類似跑步，推論這些案例大部分也是缺血性心臟病導致心源性猝死。

為了證明前述論點，長野縣山岳綜合中心和山難預防措施協會報告指出，「二〇一三年長野縣內有十四人死於心源性猝死，但是調查其家族卻都沒有心臟病史。」（二〇一三年長野縣共有十六位遇難者因疾病而過世。）

這份報告也說明，在登山途中猝死的原因大多是缺血性心臟病。並且表示，這些人都是在沒有意識到自己罹患心臟病的情況下前往登山。所以也請務必留意這種狀況。

本篇重點

許多案例是不知道自己罹患疾病還前往登山，然後因心臟病而猝死。

Q4 請問哪些人容易引起缺血性心臟病？

A 本身有慢性病的人。

一般認為，罹患高血壓、糖尿病等慢性病的人容易引起心臟病的傾向。特別是日常生活中沒有運動習慣的人，眾所周知容易患上慢性病，因此有心臟病潛在的可能。

另一方面，也不能說每天都在運動的人一定沒事。即使運動不足是慢性病的主要原因，但是很多有運動習慣的人，也會因為飲食或年齡增長而得到慢性病。同樣適用在登山者，有一定數量猝死的登山者和慢性病有關。

性別上，男性更為普遍。二〇一七年至二〇二一年之間長野縣的山難報告顯示，約有八十九％的猝死者是男性。儘管如此，女性在停經後失去雌性賀爾蒙的保護，以及女性本身特有的心臟病，仍有風險。而在年齡上，即使有些例外的案例，案例數隨著五十歲以上而增加，最多是六十到七十歲區間。

另外，有抽菸的習慣也會增加風險。

在爬山的移動類型中，容易發生在那些於陡坡上強行攀登的人。此外，心臟病可能給人的印象是身體虛弱的人的疾病，但是對自己身體能有信心的人也不能輕忽。

☑本篇重點

罹患慢性病，以及高齡的男性有很大的風險。
就算體力再好，以把身體推向極限的速度爬山也是相當危險的。

Q5 請問什麼情況會引起缺血性心臟病？

A 高速攀登等強度高的方式爬山，非常有可能發病。

缺血性心臟病會在開始登山後不久發生，通常在上午十點至十一點左右。單日健行的話，會在登頂之前；縱走的話，則是在登山第一天上到稜線時。即在開始攀登並且感覺越來越起勁，認為體力還有餘裕，儘管感到稍微吃力，在陡坡強行向上時，這時就非常危險。

反之，當腿部和腰部感到疲倦，只能慢慢地步行，這時由於沒有對心臟造成瞬間的壓力，而不容易發病。

總而言之，心臟開始激動地跳動時最

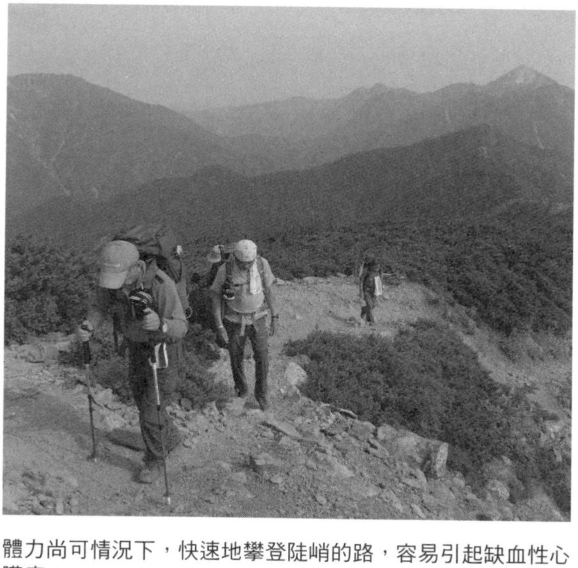

體力尚可情況下，快速地攀登陡峭的路，容易引起缺血性心臟病。

危險。如果在登頂前沒有休息便急速地攀登，心跳和血壓會突然上升，造成心臟血管的壓力增加，就容易引起缺血性心臟病。

另外，夏天的猝死數會提高。這是因為酷熱的天氣導致大量出汗，進而容易進入脫水狀態，血液黏稠度增加，血管的負荷跟著上升。夏天是常常被遺忘且容易引發缺血性心臟病的時節。

本篇重點

登山第一天的中午前左右，攀登陡坡是非常危險的。也需要注意高溫的天氣。

Q6 請告訴我更多有關缺血性心臟病的細節

A 還有兩種類型：心絞痛和心肌梗塞。

心臟主要由三個組織構成：被稱為心肌的肌肉、防止血液倒流的瓣膜以及環繞心臟周圍的血管（冠狀動脈）。由於心臟是將血液輸出至全身的器官，因此大部分由心肌組成，藉由心肌運作輸送血液到全身。換句話說，心臟是一塊被稱為心肌的肌肉組織。

「缺血性」指血管（冠狀動派）變窄或阻塞，導致流向心肌的血液不足。儘管心臟內有許多血液，但是心肌卻無法接收到這些血液，而是由環繞心臟的冠狀動脈將血液輸送到心肌。「缺血性心臟病」是指冠狀動脈呈現缺血

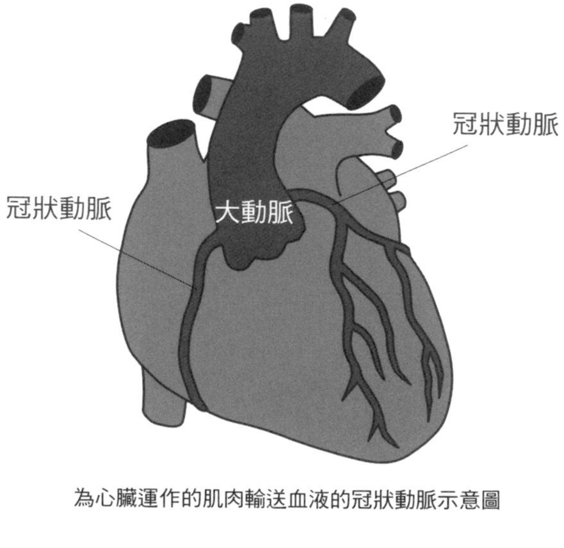

為心臟運作的肌肉輸送血液的冠狀動脈示意圖

性的狀態，分為兩種類型：心絞痛和心肌梗塞。

冠狀動脈變窄或阻塞主要是動脈硬化所引起的。動脈硬化是從心臟向身體輸出血液的動脈血管中，出現類似人臉上粉刺的脂肪塊。這些類似粉刺的脂肪塊被稱作「斑塊」。

動脈硬化可能發生在身體的任何部位，如腦血管。如果發生在冠狀動脈，就會引起缺血性心臟病。

隨著冠狀動脈中動脈硬化的斑塊越來越大，將開始明顯地阻礙血液流動。當斑

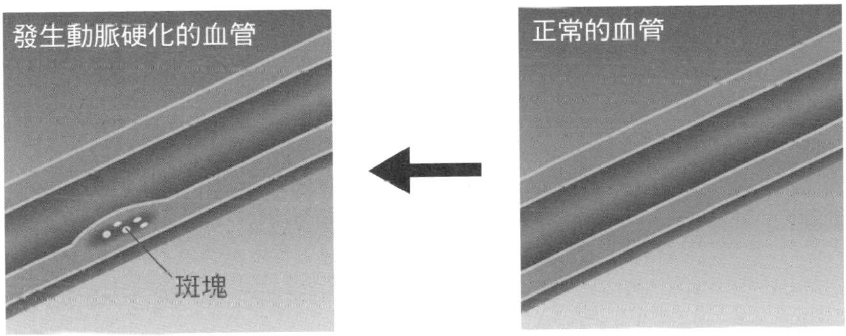

正常的血管發生動脈硬化的情況。

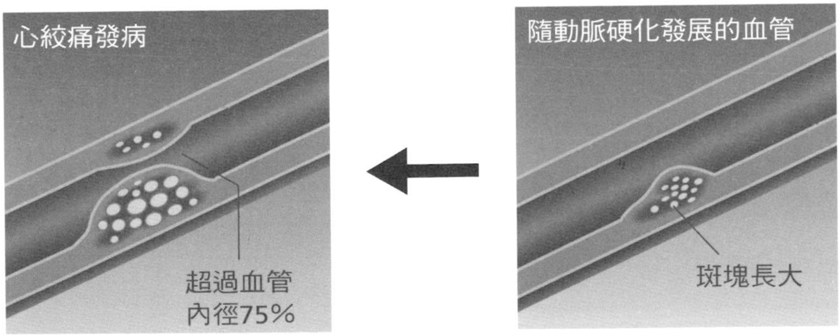

隨著動脈硬化的發展，斑塊逐漸變大，引起心絞痛的樣子。

塊的大小超過血管內徑七十五％時，運動時流向心臟的血流將會不足，引起胸悶或不適感，這即是心絞痛。

然而，即使有大的斑塊，心絞痛也不常發生。因為心肌在休息時，只需要少量的血液流動。但是在登山途中爬上一座陡坡時，心臟需要大量的血液，這時如果有一個大塊的斑塊，造成無法輸送必要的血液，就會出現心絞痛。

心絞痛發生時，雖然會感到疼痛，但是由於血液仍在流動，不會產生後遺症。而且只要休息一下，心臟所需的血液量減少，幾分鐘後就不會感到疼痛。

另外，當血流增加時，前述的斑塊可能會破裂，斑塊中的脂肪會流出來，形成血栓阻礙血流，這即是心肌梗塞。

當心肌梗塞發生時，由於血流會停止，疼痛不會因休息而消失。接著從發病的部位開始，心肌會逐漸壞死。因此，必須立刻進行導管治療以恢復血液流動，否則可能會致死。此外，即使導管治療可以恢復血流，但是壞死的心

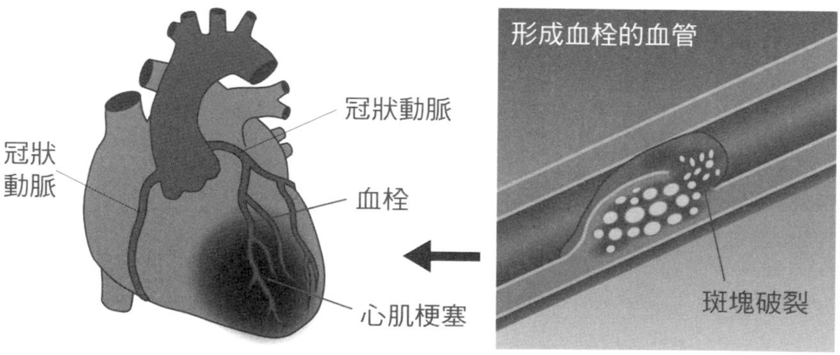

當斑塊破裂形成血栓，阻擋血液流動，引起心肌梗塞的狀況。

肌不會復原。

血流受阻的時間越長，心肌壞死的程度就越嚴重。所以及時進行導管治療，可以最大限度地減少後遺症。不過若延遲了治療，即使挽回性命，仍會留下嚴重的後遺症。

☑本篇重點

動脈硬化的斑塊破裂造成血流停止，導致心肌壞死的心肌梗塞是最危險的。即使是斑塊限制血液流動的心絞痛，在嚴重時也可能會致命。

Q7 請問有辦法自己察覺到動脈硬化嗎？

A 動脈硬化完全沒有可以自我察覺的症狀。

已經形成動脈硬化的血管，或是斑塊本身並不會造成疼痛。此外，儘管斑塊會阻礙血流，但是症狀仍不到能自己察覺的程度。只有當動脈硬化發展至阻礙超過約七十五%的血流，才會感覺到疼痛或是不適。即使動脈硬化嚴重至引起心絞痛的程度，以及斑塊越來越大，若沒有達到一定的運動量，也可能不會注意到。因為此時心臟（心肌）需要較少的血液，就算變得狹窄的血管（冠狀動脈）也能提供心肌必要的血液量。

不過在山上攀爬陡坡或大台階時，心臟需要向腿部肌肉輸出大量血液。此時心臟會藉由增加心跳和血壓，以提升流向腿部肌肉的血液。為此心肌也需要大量的血液，但是大斑塊的冠狀動脈將無法提供心肌必要的血量，造成沒有足夠的血液讓心肌活動，進而引起胸痛。許多情況下，當心絞痛出現時，可能是第一次感覺到心臟異常。

儘管如此，此時經過短暫的休息，心跳會緩和下來，心肌所需要的血量也會減少，胸痛將會減緩。之後若沒有提高心跳，也不會再感到明顯的不適。結果反而會忽視心臟病的發展。

而心肌梗塞不僅是較大的斑塊破裂。有時候不會引起心絞痛的輕微動脈硬化，也會導致小斑塊破裂形成阻塞。這種情況在事前沒有任何症狀，血管會突然堵塞，引起心肌梗塞。而觸發的原因也是激烈運動造成心跳和血壓上升。

本篇重點

動脈硬化沒有可以自行察覺的症狀。

大多數人只有在第一次心絞痛或心肌梗塞時才會知道。

Q8 請問發生缺血性心臟病時，能自行下山嗎？

A 可能會發生心肌梗塞，盡量避免移動吧。

心絞痛或心肌梗塞的疼痛，因狀況不同而有所差異，通常胸口會有沉重或被壓住的感覺。電視劇中常常描述心臟病發作的人，由於疼痛而蹲在地上，但是事實上並不會如此嚴重，若想要行走還是可以走路。只不過，如果繼續運動的話，心臟會持續向全身的肌肉輸出更多的血液，反而會增加負擔。因此，當因心絞痛或心肌梗塞而感到胸痛時繼續移動，最壞的情況會是導致猝死。

在攀爬陡坡過程中或結束之後，身體感到好像被壓住的胸痛（胸悶），首先移動到安全的地方，讓身體休息十到二十分鐘。若隨著心跳減緩而不再感到疼痛，這是心絞痛的典型症況。一旦疼痛緩和下來，便可以開始移動，同時觀察身體狀況。但是強烈建議下山，而非繼續行動。

另外，若重新開始步行，立刻又感覺到胸悶，即使疼痛有減緩，也應該請求救難協助。因為非常有可能罹患不穩定型心絞痛，是心肌梗塞的前哨，建議保持休息，並且前往醫院就醫。

如果休息後疼痛仍未減緩，並且胸悶持續長達二十分鐘以上的話，應該是心肌梗塞。發生心肌梗塞時，心臟內的心肌已經開始壞死。身體在這種狀態移動的話，會加快壞死的速度。所以無法消除的疼痛持續二十分鐘以上，必須請求救難協助。

然而，即使發生心肌梗塞並且出現劇烈疼痛，有足夠毅力的話還是可以移動。由於許多登山者非常會忍耐，曾經有身體在這樣的狀況下，仍試圖自行下山的案例。此時勉強活動的人會猝死或留下後遺症，所以千萬不要移動。此外，出現心肌梗塞時，便是和時間賽跑。請選擇一種可以最快抵達醫療機構的移動方式，原則上請毫不猶豫地請求救難。

本篇重點

心絞痛待胸痛緩解後，可自行下山，但不可勉強。

心肌梗塞的話，則會因移動導致猝死。

Q9 請教我面對缺血性心臟病的急救措施

A 休息和保暖。在心臟停止的時候，可以使用AED。

在山上，面對缺血性心臟病的急救措施，首先採取舒適的姿勢保暖。接著如果還有意識的話，給予水分補充。雖然在山上能做的事情有限，還是可以以舒服的姿勢，來減少心臟必須的血量，儘量降低對心臟的傷害。

不過即使在夏天，長時間在高海拔的山上休息，還是可能會引發失溫症。失溫症初期的發抖症狀，是身體為了提高體溫，劇烈活動肌肉所產生的生理反應。但是全身肌肉激烈活動（發抖）時，心臟需要向全身的肌肉輸出大量的血液，反而增加心臟負擔進而產生傷害。所以為了防止著涼，加強防風和保暖相當重要。相反地，在溽暑的郊山裡，打造陰涼處、搧風、補充水分等預防脫水和中暑也很重要。

發生心絞痛時，採取前述的措施能讓心臟休息，也能使胸痛緩和。不過發生心肌梗塞的話，此時心臟正在持續壞死，因此除了進行急救措施，同時間也請求救難協助吧。

另外，大部分因心肌梗塞而死亡的案例，不是心肌梗塞本身引起的，而是由於壞死的組織釋放有毒物質，進而引發心律不整。其中最常見的是「心室顫動」。心室顫動是心臟向全身輸出血液的心室發生細微震動，造成血液無法送出，心肺停止的其中一種狀態。

陷入心室顫動的人，急救措施使用AED（Automated External Defibrillator）是有效的，可以讓心臟恢復到正常的跳動。AED中文稱作「自動體外心臟電擊去顫器」，利用電擊讓心室顫動的心臟，能夠恢復到正常的運作。操作上採用自動化設計沒有難處，即使非醫師或護理師的一般民眾也會使用。今日幾乎在公共設施中都有裝設，連大型山屋內也有配置。

有兩種條件可以判斷心臟是否停止（心肺停止）：沒有意識和沒有正常呼吸。如果同時滿足前述兩種條件，應該立即進行心臟按摩，並且請求救難協助。若附近有山屋，前去借AED吧。此外，雖然心肺停止通常會停止呼吸，但是在早期階段，患者可能還有呼吸，只是呼吸看起來很奇怪。所以患者失去意識並且有異常的呼吸時，請不要猶豫開始心臟按摩。

根據心肌梗塞部位的位置，給予一次AED的電擊應該能讓心臟恢復到運作。沒有恢復的話，也請遵從AED的指示繼續處置。而前述的前提是患者安全第一，必須在沒有危險的情況下進行。

只不過實際在登山時，附近可能會沒有AED。此時雖然沒有AED，但是單純進行心臟按摩也是可以達到同樣的效果。請確保施行急救措施的人的安全，接著進行心肺復甦術，大原則還是請求救難協助，盡速地將患者送至醫療機構吧。
關於AED的使用，消防單位都會辦理使用方法的講座，找個時間去聽看看吧。

本篇重點

面對缺血性心臟病最優先的應該是請求救難協助，而非有效的急救措施。
維持休息、保暖，在救難協助到來之前防止狀況惡化是相當重要。
在台灣可洽「衛生福利部公共場所AED急救資訊網」查詢相關AED使用及放置位置。

Q10 請教我預防動脈硬化的方法

A 最好的預防方法是改善生活習慣。

罹患糖尿症、高血壓或高脂血症等慢性病的人，首先應該先從前述疾病開始改善。高血壓會因增加血管內的壓力，造成血管受傷進而引起動脈硬化。當健康檢查報告指出高血糖、高血壓或高血脂時，請務必向醫師尋求改善建議。

另外，預防肥胖也相當重要。特別是腹部周圍的脂肪增加時，血管內的脂肪也會跟著增加，容易引發動脈硬化。

預防肥胖、改善高血壓和糖尿病必須留意日常的飲食。食物上，均衡食用蔬菜、蛋白質、維他命和礦物質。許多蔬菜有排出鹽分和脂肪的效果。另外經過證實，魚類富含的DHA（二十二碳六烯酸）和EPA（二十碳五烯酸），具有預防動脈硬化的效果。而無法吃魚的人，攝取保健食品也是一種替代方法。

另一方面，應該要減少鹽分和動物性脂肪。當鹽分攝取過多時，血液中的鈉質也會跟著變多，身體為了調整會增加血液量而引起高血壓。另外，吃下過多的高脂肪肉類，除了容易肥胖，也會增加血液中的脂肪，成為促使動脈硬化的原因。而運動不足不但會招致肥胖，也是讓動脈硬化持續發展的原因。平常較少爬山的人，建議從事一些可以每天持續進行的運動，如散步、輕度慢跑等。

而強烈的壓力也是血壓上升的原因，建議保持輕鬆的生活。據說吸菸也會促使動脈硬化，所以請盡量戒菸。

最後，往往會認為只需要定期從事高強度的運動，飲食習慣並不會造成影響，但是其實運動本身不能預防動脈硬化。因此，即便是經常登山的人，也應該密切注意飲食。

本篇重點

減鹽的均衡飲食，以及於日常生活中進行運動，即可以預防動脈硬化。

Q11 日常生活中有跑步的習慣，但在登山途中發現不規則的脈搏。請問這會是問題嗎？

A 心室顫動經常出現在跑步者身上，需要特別注意。

有些人在登山途中，出現脈搏變不規則或是加速。這很有可能是稱作「心房顫動」的心律不整發作。與缺血性心臟病或心室顫動不同，它不是導致猝死的心臟病，但是若不加以治療，會造成心臟衰竭或腦梗死，必須十分注意。

心臟是透過右心房的竇房結發出訊號而運作。當竇房結以外的地方產生異常的訊號，就會發生擾亂心房運動並且引起痙攣的心房顫動，造成心跳不規則或是加快。心房顫動會降低心臟的幫浦能力，可能導致心臟衰竭。另外，也會讓心房容易產生血塊（血栓），如果這些血栓進入腦部血管，就會引發腦梗死。

出現心房顫動的機率，會隨著年齡增長而增加，是中、高年人的常見疾病。尤其持續進行激烈運動時容易發病，這是因為長年從事馬拉松、登山等耐力運動，對心臟造成負擔累積所致。另有文獻指出耐力運動類型的職業運動員，中年患得心房顫動的機率是普通人的五倍。因此，平常從事紮實訓練的登山者要特別注意。

如果心跳明顯不規則，即使在休息的時候，每分鐘高達一百至一百五十次，非常有可能是心房顫動。若是在登山途中發病，即使大部分待脈搏穩定後，仍可以順利繼續移動，但是還是不要勉強，先下山吧。此外，為了預防未來發生心臟衰竭或腦梗塞，強烈建議不要放著不管，前往有心臟血管科的醫院接受檢查和治療吧。

本篇重點

心房顫動容易發生在有跑步習慣的人身上。由於會引發致命的疾病，還是前往醫院接受檢查吧。

Q12 請問心絞痛和心肌梗塞會進行怎麼樣的治療呢？

A 拓寬血管內側的導管治療。

心絞痛是由於心臟的冠狀動脈，因為動脈硬化而變窄所引起的。不過，冠狀動脈的部位對心臟會有不同的影響，因為其中一端是細小的，另一端靠近主動脈的根部則是粗大的。前端纖細的冠狀動脈，對心肌的灌注量小，影響也小。而根部粗壯的地方，灌注量大，對心臟的影響也大。

接近根部粗大的冠狀動脈發生心絞痛時，可以進行導管治療。被稱作「導管」的細小管線會從手腕的動脈插入，抵達斑塊所在的狹窄處後，讓引導細絲通過。接著把引導細絲當作軌道使用，在狹窄處將氣球充氣，然後置入

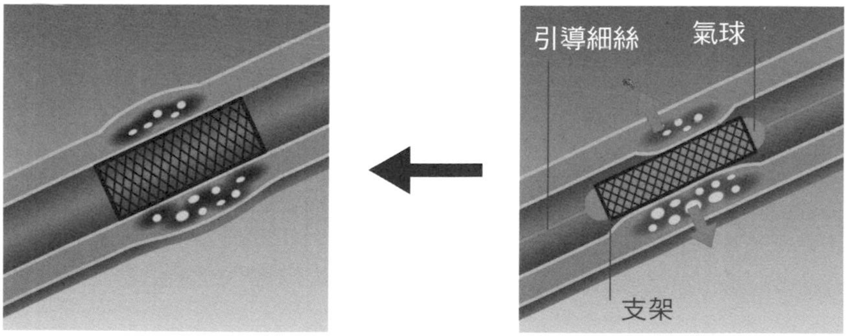

透過導管治療置入支架後，恢復正常血流的示意圖。

管狀金屬網的支架，促進血液流動。

冠狀動脈的前端如之前所述，對心臟的影響較小，而且若置入支架反而會惡化狹窄的地方。所以治療方式是以服用抗血小板藥物，以及防止斑塊破裂的藥物為主。

心肌梗塞則是由於冠狀動脈堵塞，心肌每分每秒持續壞死。與心絞痛一樣，插入導管於冠狀動脈中置入支架。不過這是和時間賽跑，必須緊急治療。

本篇重點

導管治療是日本全國醫院常見的普通手術。發生心肌梗塞的話，為了減少後遺症，應該立即進行治療。

Q13 心肌梗塞發作後，請問接下來還有機會登山嗎？

A 切勿自行判斷是否可以前往登山，請務必向專科醫師諮詢。

首先必須認知到心肌梗塞後的登山活動被認為是高風險的。有文獻指出有心肌梗塞經驗的登山者，猝死的機率是一般人的十倍。

了解前述的觀念後，若仍想要前往登山，必須進行適當評估和治療。由於後遺症的嚴重程度，取決於心肌梗塞是發生在冠狀動脈的前端還是根部，以及治療時間的長短。如果是靠近根部或是治療時間較長，許多心肌已壞死，心臟有較大的後遺症，需要做更謹慎的評估。

另外，也取決於動脈硬化的程度，可能會引起新的心肌梗塞。以及還需端看個人的體能與下半身的肌肉量，因此除非請醫師進行綜合的評斷，否則難以判斷是否可以登山。只不過，我認為大多數的醫師都會建議曾經發作心肌梗塞的人，應該放棄登山。

然而，倘若有人希望能持續前往登山，我會建議接受適當的治療，然後從事可以防止復發程度的登山活動。適度的運動可以降低慢性病，甚至心臟病的風險。更重要的是，一般認為它可以維持健康延長壽命。

當然，運動指的不只有登山。但是登山有一大優勢，就是可以享受運動樂趣的同時又不會感到太大壓力。而且還可以鍛鍊腿部的肌肉，有助於延年益壽。另外，也可以藉由挑選適當的攀爬方式，避免對身體產生過度的負荷。

譬如就算鼓勵那些平常沒有爬山的人從事運動，大概也會難以堅持下去。但是如果是登山者，應該會積極地前往健行路線吧。同樣是心臟機能差的人，選擇適當的登山型式登山，後續的發展會比前者來的好。而且好不容易養成登山的興趣，因為生病而放棄相當可惜。

誠然心肌梗塞患者的風險更高，但是我希望他們持續保有前往目標山區的動力，因為當身體的狀態已經恢復到符合目標的條件，便十分有可能繼續登山。

本篇重點

謹慎評估心臟狀態後有機會可以登山，而且持續爬山對身體也有益。為此，進行適當的風險評估和治療，並且了解適合自己體力的登山速度。

Q14 在日本有登山健康檢查，請問會進行哪些檢查呢？

A 檢查含心肺功能等心臟狀態，以及體能。

在日本松本協立醫院進行的登山健康檢查有兩個主要目的，一個是檢測心臟病徵兆，防止登山途中發生心源性猝死。另一個是了解自己的體能，選擇適合自己能力的的山峰，避免因疲勞導致的山難。因此，主要會透過心臟超音波檢查等心血管疾病篩檢進行檢查。

其中最重要的是運動心肺功能檢查，簡稱CPX。這項檢查除了記錄心電圖和血壓，患者也會在一台健身車上進行腳踏車運動，同時戴上測量氧氣攝取量的面罩。藉由增加負荷給心肺機能和腿部肌肉，不僅檢測心臟病的可能性，同時評估體能程度。

我本身熱愛山林，希望能將自己當醫生的經驗貢獻給登山的世界，因此在二〇一八年考取國際山岳醫師的資格。然而，在山區最常需要醫療支援的情況是外傷，而我是一名內科醫生，並非擅長處理外傷。所以事實上在山裡，對發生心肌梗塞的人進行急救是有難處的。

考量前述的狀況，登山健康檢查因而誕生。希望藉由在登山前發現罹患心臟病的人，並且在他們前往爬山之前進行治療，進而減少在山上猝死的案例。這項檢查從二〇一九年四月開始，截止至二〇二二年四月上旬，已經有十五人被發現罹患某種類型的心臟病，而且正在接受治療。這些人佔接受檢查總人數的十七%左右，比我在開始登山健康檢查前所預設的比例還多。登山途中猝死的案例僅是冰山一角，基於前述的數據，應該有更多人是帶著心臟病前往登山而不自知。

另外，登山健康檢查是日本登山醫學會，和在高海拔山岳活動中有代表性的旅行社，共同舉辦「登山健康檢查合作網絡」的計畫，而松本協立醫院也參與其中。這是為了這些到海拔超過三千八百公尺過夜登山，或是前往高海拔地區旅行的登山者所進行的健康檢查，目的是預防他們的健康狀況在高海拔地區惡化。在這項計畫中，登山者由合作的那些旅行社推薦，到指定的醫療機構接受檢查。

本篇重點

登山健康檢查能及早發現那些沒有自覺症狀的心臟不適。

說明⑪

能從運動心肺功能檢查（CPX）中得知什麼事情呢？

在登山途中，導致心源性猝死的缺血性心臟病，是由於突然對身體施加運動負荷時，心跳和血壓突然上升而引起。CPX也是透過腳踏車運動，給身體帶來劇烈又突然的運動負荷。如此可以檢測在登山中發展成心肌梗塞，以及嚴重的心絞痛的可能性。

另外，強度的運動負荷也可能誘發心律不整。並非所有的心律不整都是緊急狀況，但是有些致命性的心律不整會導致猝死。即使不是致命性的心律不整在登山途中引發心律不整也會降低體能，造成移動困難。因此，透過CPX了解是否存在心律不整相當重要。

在CPX過程中，血壓、心電圖和血氧飽和度會都顯示在螢幕上，由醫師現場監控，所以任何異常的狀況都能立刻解決。在如此安全的環境下施加強度的運動負荷，容易發現由於激烈的運動負荷誘發的心臟病。

同時，CPX還可以提供有關運動耐量（體能）的資訊。人類的呼吸是藉由吸入體內的氧氣，從「肺」、「心臟和血流」，然後送到「肌肉」。氧氣被粒線體轉換成能量，產生二氧化碳。二氧化碳則相反地從「肌肉」、「心臟和血流」運送到「肺」，再透過呼吸排出。為了使登山等運動能持續進行，「肺」、「心臟和血流」和「肌肉」等三要素，必須像齒輪般流暢地一起合作，以運送氧氣和二氧化碳。

CPX也會用戴在臉上的面罩「呼吸氣體偵測器」，檢測運動過程中攝取氧氣和排出二氧化碳的數量。這不只有評估心臟或血管等單一器官，而是包含肺功能、肺循環、心臟功能、末梢循環，甚至也有骨骼機能，得以評估全身的運動耐量（體能）。

CPX結束之後，會有一份「運動心肺功能檢查（CPX）報告書」。報告書中會記載各種數值，其中最重要的是攝氧峰值，即Peak VO2。這是在無法再繼續運動的強度下的氧氣攝取量，是運動耐量的代表指標。這是短時間內可以進行高強度耐力運動的程度，從數分鐘到十幾分鐘不等。

另外一個重要指標「AT」，是允許身體在長時間連續的有氧運動內，結合短時發揮強大力量的無氧運動時的氧氣攝取量。簡單來說，它是對有氧運動能力的評斷指標。在低於AT的負荷下時，理論上只要吃行動糧，就有可能繼續行走。

如果在登山途中，施加在身上的負荷低於

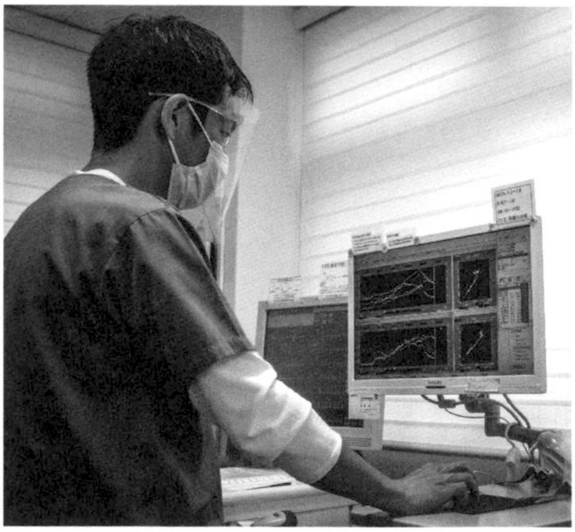

施行CPX檢查的市川智英醫師。

AT，便不會出現過度疲勞的狀況，心臟和血管的負擔也會減輕，所以可以查看AT期間的心跳數。現在智能手錶等裝置能測量移動過程中的心跳，因此能夠推估當時的負荷是低於還是高於AT。例如，報告書記載的AT期間約為每分鐘一百一十回，若運動期間的心跳低於這個數值，則可以說明身體是安全的，而且也可以知道當下的步伐速度，即使長時間行走也不會感到過度疲勞。

因此，如果了解自身的這兩個指標，就算不會擔心心臟病的人，也可以避免對身體有害的活動。

說明⑫ 登山健康檢查的體驗

日本松本協立醫院每周五下午會舉辦登山健康檢查。事前致電醫院的健康檢查科（健診課）提出申請，接著會在家裡收到一份「登山健康檢查指南」。

檢查當天，抵達松本協立醫院後，首先前往二樓的健康檢查科報到和接受問診，以及測量身高、體重、腹圍和血壓。之後下樓到一樓的各個檢查室，進行抽血、抽尿、胸部X光、心電圖、呼吸功能檢查（肺活量測量）和心臟超音波檢查。這些檢查是與其他門診和住院患者共同使用，每個檢查室的位置和檢查順序皆有編號，相當易於瞭解。另外，告訴負責檢查的職員是來做登山健康檢查，他們也會說一些鼓勵支持的話。

完成前述檢查後，轉移至四樓的心臟康復室。這是我第一次見到市川醫師，聽完說明後接受CPX（運動心肺功能檢查）。在CPX過程中，會有多個電極連結到身體上，手臂上纏繞著一個血壓計，坐上類似腳踏車的健身車，然後聆聽踩踏板的說明。獲得要領後，最後在臉上戴起面罩，緊接著開始檢查。

前三分鐘可以輕踏，不過隨後踏板的負荷開始增加。再三分鐘後，踏板的每一步都變得沉重。依照指定的速度轉動雙腿，十分鐘後心跳已經上升到可以清楚意識到的程度。我用盡大腿四頭肌的力量推動雙腳，感覺就像在陡坡上跑步一樣痛苦。

在我的面前，市川醫師正盯著螢幕監視。當下我有考慮放棄，但是想到只要我的腳還在動，便還能堅持下去。我死命地踏著踏板，試圖擺脫苦楚。最後，突然沒有力氣，無法再轉動雙腿。與此同時，市川醫師指示立即減少負荷。經過三分鐘的整理運動後，檢查結束。體能消耗超過想像，我原先以為會是輕鬆的，反而累癱了。

完成CPX後，回到最初報到的健康檢查科，聽市川醫師針對檢查結果的說明。首先是根據血液檢查和尿液檢查，判斷是否有慢性病。接著觀察由X光、心電圖、心臟超音波檢查等構成的立體心臟影像，檢查有無心臟瓣膜疾病和心律不整。然後也確認CPX的結果，了解關於心絞痛可能性的說明。從施加運動負荷時的心電圖，可以檢測出心絞痛。

另外，儘管進行登山健康檢查，也只能確認發生心絞痛或心肌梗塞的可能性。被診斷出有風險的人，接下來會接受冠狀動脈斷層掃描檢查，更仔細地檢查其冠狀動脈的狀態。如果發現危險的動脈硬化，則患者將接著接受導管治療。順帶一提，截止至二〇二二年三月，總共有八十三人接受登山健康檢查。其中十四人被發現罹患某種形式的心臟病，正在接受後續治療。

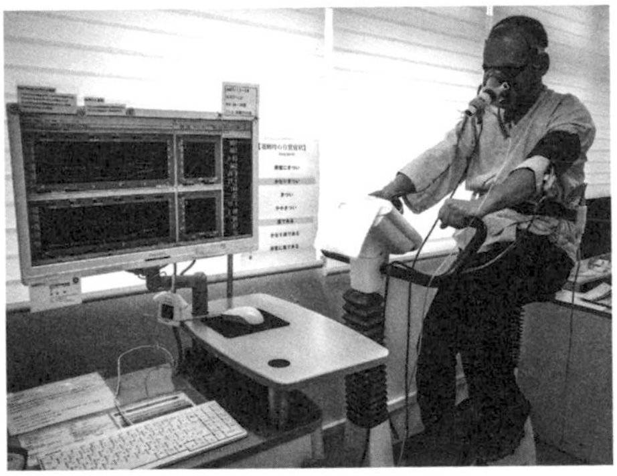

在CPX中踩踏健身車。

這套登山健康檢查的費用是日幣二萬九千〇四十圓（截止至二〇二二年六月）。幾乎是普通健康檢查的三倍，但是對於心臟檢測來說絕對不算貴，還能由熟稔登山活動的醫師提供有關如何安全爬山的建議。非常推薦這套檢查給六十歲以上的登山者、即將前往登山的人、已長期中斷登山但希望重新開始的人，以及以艱困登山為目標的人。

此外，自二〇二二年四月開始，松本協立醫院推出一項為期兩天的計畫，其中包含體檢和登山健康檢查。體檢的目的是早期發現慢性病或癌症，而登山健康檢查則是透過心臟病檢查和體能檢測以預防山難。由於體檢和登山健康檢查的目的不同，所以檢查的內容不一，但是也有重疊之處。對於喜愛登山或每天在山上工作的人來說，建議同時接受這兩項檢查。藉由這個計畫可以省略重複的檢查，費用也比個別進行這兩項檢查還低。

最後，在北海道札幌市西區的大野紀念醫院，以及櫪木縣下野市的自治醫科大學附設醫院（心血管科、放射科）等地方，也有類似這裡介紹的登山健康檢查，不過細節上仍有些差別，所以在預計接受檢查之前，先確認檢查內容吧。

（本文章由此書作者撰寫）

■松本協立醫院

地址：長野縣松本市巾上9-26

電話：0263 35 0479（平日上午九至十二點及下午兩點至五點）

登山健康檢查時間：每周五下午一點開始

＊採事先預約制

網站：http://www.chushin-miniren.gr.jp

官方網站

台灣運動心肺功能檢查可至胸腔內科或復健科相關醫院檢測。

【慢性病篇】

解答者 市川智英醫師

Q1 請問高血壓是怎麼樣的疾病呢？

A 與腦中風和動脈硬化有關的慢性病。

高血壓，是於休息時血壓長期高於正常值的情況。具體來說，收縮壓超過一百四十毫米汞柱，或是舒張壓高於九十毫米汞柱，便會診斷為高血壓。

高血壓為分為兩種：本態性高血壓和續發性高血壓。續發性高血壓是由於賀爾蒙異常或其他疾病引起的高血壓。而慢性病的高血壓是指本態性高血壓，則是因為飲食、運動不足、肥胖、壓力、吸菸、年齡增長或遺傳體質等所引起。其中，最主要的原因是鹽分過量攝取。

高血壓沒有自覺症狀，也不會立即引發身體不適。但是若這種狀態持續一段時間，血管會變得僵硬，容易引起動脈硬化。而高血壓引起的動脈硬化，非常有可能影響大腦，是腦中風的常見原因。當然，有些人也會造成心肌梗塞。

治療上，輕度的高血壓採取飲食療法和運動療法。特別是限制鹽分的攝取量，避免引發高血壓。日本高血壓學會建議的鹽分攝取量是，每日低於六公克。若未能降低血壓，會改為開立處方的投藥療法。

本篇重點

長期的高血壓會導致致命的疾病。

基本的應對方法是限制鹽分的攝取量以控制症狀。

Q2 高血壓患者登山時的注意事項

A 前往爬山前，接受健康檢查吧。

在登山途中，高血壓本身不會引起身體嚴重不適。然而，當運動負荷增加時，如急速攀登，血壓會迅速上升，引發惡性高血壓。此時應該注意可能會導致更嚴重的疾病，如急性心臟衰竭或蛛網膜下腔出血等。另外，控制高血壓的藥物會造成更容易脫水，以及調節體溫的能力變差，進而增加中暑的風險。為了預防這些狀況，關鍵在事前接受健康檢查，確認身體的狀態是否符合運動負荷量，以及了解服用藥物的特性。

此外，隨著海拔升高，血壓有跟著上昇的傾向。例如，在日本北阿爾卑斯山脈的涸澤進行量測，就算是正常的人也會有較高的血壓。而即使正在服用控制血壓藥物的人，也會測出偏高的血壓。因此，在日常生活中血壓控制在正常範圍內，是前往高山的先決條件。

☑ 本篇重點

過度的運動負荷會引發致命的疾病。血壓會隨著海拔而升高，需注意。

Q3 請問糖尿病是怎麼樣的疾病呢？

A 會引起林林總總併發症的慢性病。

糖尿病，是胰臟分泌的賀爾蒙—胰島素，發生異常而引起的疾病。胰島素有助於降低血液中的血糖值，但是罹患糖尿病時效果較差，導致身體長期處於高血糖的狀態，並且出現各種症狀。

糖尿病有兩種類型：第一型糖尿病和第2型糖尿病。第一型糖尿病與慢性病無關，是一種自體免疫性疾病。而第二型糖尿病即是慢性病，一般認為是受到飲食、運動不足、肥胖或遺傳等影響而形成。其中，最主要的原因是攝取過多動物性脂肪。另外，食用過量的甜品也會有負面影響。

糖尿病是無法自我察覺到的疾病，大多都是接受健康檢查後才得知。發病後也沒有自覺症狀，並且慢慢地發展。慢性高血糖的主要症狀是口渴、排尿次數增加，以及體重逐漸下降。病情惡化時也會導致意識障礙。

然而，糖尿病可怕之處不在於前述高血糖引起的症狀，而是併發症。可能會罹患糖尿病腎病、糖尿病視網膜病變、糖尿病神經病變或知覺障礙等，也可能會引發動脈硬化。它還會損傷腿部的動脈和周圍神經，削弱免疫系統，而更容易受到細菌感染。如鞋子內的摩擦可能會導致腳部壞死。

在治療上，糖尿病很難痊癒，需要持續控制症狀。輕度時，採取飲食療法和運動療法。尤其在飲食上，需要了解自己適合的熱量，在這個範圍內減少動物性脂肪，均衡飲食。關鍵是盡量定時吃三餐，並且避免在兩餐之間進食。若症狀惡化，將使用投藥療法；如果更嚴重的話，會注射胰島素。

本篇重點

糖尿病會衍生併發症，而且是持續影響全身的疾病。一旦發病，將難以治療，必須控制症狀。

Q4 請告訴我被診斷出罹患糖尿病的話，登山需注意的事項

A 維持適當的運動強度攀爬，同時管理血糖吧。

雖然登山活動本身是一種運動療法，有治療糖尿病的效果，但是必須留意引起併發症。如果被診斷出罹患糖尿病，首先要和主治醫師諮詢，並且進行健康檢查。確認眼睛、心臟和腿部的血管沒有問題，並且得到可以安全運動的診斷報告後，請留意以適當的運動強度爬山。

此外，登山的運動量明顯高於日常生活。加上午餐不會在固定時間食用，而且會在移動時吃少量的行動糧。由於較難控制血糖，所以提前和醫師討論登山途中，血糖控制和飲食管理的方法也非常重要。

另外，了解衡量有氧運動的指標「AT」，並且盡量在低於此指標的運動強度下移動，血糖控制將更容易又更加安全。

如果把爬山當作一種運動療法，但不是每天爬的話是沒有用的。不建議每年只有在夏季

前往登山一至二次，而是每天持續前往健行，當作登山訓練才會有效。

若主治醫師對登山不熟稔，可以嘗試在登山途中，於手臂上放一個監測血糖變化的儀器。血糖的變化會以圖表方式呈現，能一目瞭然地觀察運動量或食量與血糖之間的關聯。主治醫師也能依據這個資訊，更輕鬆地提供精準的建議。

最後，糖尿病患者由於傷口較難癒合，也容易得到感染症，移動過程中需要更加謹慎。特別是腳部容易出現問題。為了避免行走時受傷，在登山前必須修剪指甲，並且選用不會磨腳的登山靴。然後下山後到溫泉洗澡時，建議檢查腳部有無異常。

本篇重點

事前必須進行健康檢查，了解併發症的可能性。使用血糖監測儀，和主治醫生討論時能更加有效。

Q5 糖尿病患者登山時的注意事項

A 留意低血糖發作吧。

當同行者罹患糖尿病，血糖可能會瞬間上升或下降。但是需要注意的不是上升，而是下降時引起的「低血糖」。

低血糖發作時，症狀包含出冷汗、心悸、四肢發抖和意識不清。不過低血糖在攝取糖分後，可以立即改善。曾經歷數次發病的人，本人應該知道發生什麼事，通常可以自己應對。如果他人需要急救時，請給予飲用葡萄糖。若患者失去意識，請先尋求救難協助，接著將毛巾浸泡在溶有葡萄糖的水中，並且將毛巾放到患者的口中。糖分也可以透過口腔黏膜吸收，有助於恢復意識。醫院通常會事前開立葡萄糖的處方，給容易陷入低血糖的人。同行者可以先掌握葡萄糖存放的位置，當患者感到不適時交給患者飲用。

另外，發生低血糖時，由於沒有維持體溫的血糖，也無法透過運動產生熱量，容易引起失溫症。請做好更換淋濕的換洗衣物、保暖等應對措施。而且也需要注意，在寒冷的環境中，身體會消耗熱量維持體溫，所以會比平時更容易出現低血糖。

若面對低血糖沒有採取適當的應對措施可能會致命，即使沒有死亡也可能損傷腦部導致後遺症。因此，出現意識不清等低血糖症狀時，應該請求救難協助。

☑本篇重點

面對低血糖發作的人，可以給予飲用葡萄糖。
如果情況沒有改善，請立即尋求救難協助。

後記

身為一名登山嚮導，我曾帶許多登山者到全國各地的山上。在活動過程中，經常有登山者詢問有關膝蓋、腰部、高山症等身體不適的問題。我的感想是，比想像中還要多的人，正在煩惱登山造成的身體損傷，以及其引發的問題。

我自己也經歷許多身體的問題。

而令我最困擾的是膝蓋。某天，我的右膝突然開始疼痛，而且明顯腫起。前往附近的骨科就醫後，被診斷出由於膝關節軟骨磨損，造成「退化性關節炎」。醫生告訴我它無法痊癒，應該放棄登山。但是儘管疼痛難耐，走路時還必須使用登山杖，我仍前往爬山。

然而，半年後膝蓋幾乎不會感到疼痛。曾被告知一生都無法痊癒，這到底是什麼意思呢？雖然鬆了一口氣，我還是一邊繼續登山，一邊擔心什麼時候會復發。

二〇二〇年五月，擺脫因第一波新型冠狀病毒而宣布進入緊急事態宣言的陰霾不久，應山岳圖書出版部的佐佐木惣先生的邀約，前往拜訪山與溪谷社。當時對於未來完全不敢想像，嚮導的工作也有限。也許是查覺到這一點，佐佐木先生問我是否願意在這段時間寫一本書。我們想了形形色色的方向，但是最終脫穎而出的想法是，採訪醫生有關登山者的身體問題，然後彙整這些解決方法。

但是這是一個有難度的題目，我對於自己是否能完成感到相當猶豫。不過在採訪過程中，或許可以知道我的膝蓋疼痛為什麼會消失，以及將來復發或惡化的可能性。此外，若能從具備高度專業知識的專家，獲得關於其他損傷和疾病的正確知識，並且公開這些資訊，對於很多有類似問題的人一定有幫助。想到這些，我打定主意盡力完成這個挑戰。

然後我們決定本書內容涵蓋損傷和疾病，接著開始尋找治療這些症狀有豐富經驗的醫師。最後，我們採訪了本書的六位受訪者：小林哲史骨科醫師、柴田俊一骨科醫師、千島康稔國際山岳醫師、杉田禮典整形外科醫師、小阪健一郎皮膚科醫師和市川智英心血管科醫師。

只不過，我以自己曾經歷的損傷和疾病作為問題的切入點進行採訪。但是最初卻一直問錯問題，直到開始撰寫文章時，才意識到我的問題不夠好，不得不一次又一次地透過電子信件等方式重新詢問。儘管日常工作十分繁忙，所有受訪的醫師都耐心地解答我的問題。倘若沒有這六位醫師悉心指導，這本書是不可能完成的，對此我由衷地感謝。

我也要感謝給予我出版這本書機會的山與溪谷社佐佐木惣先生，以及負責編輯業務的大竹昭仁先生，兩位從寫作階段開始提供非常大的協助。另外，本書有一部分作為先行讀物，

曾在ヤマケイオンライン網站連載刊出。我還要感謝當時負責這個計畫的山與溪谷社田中潤二先生，謝謝他在許多方面提供支持。

最後我要感謝本書製作過程中，許多人提供的幫助，非常謝謝你們。希望這本書能幫助您可以安全、健康地登山。

登山嚮導　木元康晴

2AF362

山岳醫生告訴你！

111道Q&A解析安全登山×戶外傷害應對

作　　者　木元康晴
監 修 者　小林哲士、柴田俊一
千島康稔、杉田礼典
小阪健一郎、市川智英
編　　輯　單春蘭
特約美編　張哲榮
封面設計　康學恩

行銷企劃　辛政遠
行銷專員　楊惠潔
總 編 輯　姚蜀芸
副 社 長　黃錫鉉

總 經 理　吳濱伶
發 行 人　何飛鵬
出　　版　創意市集
發　　行　城邦文化事業股份有限公司
歡迎光臨城邦讀書花園
網址：www.cite.com.tw

香港發行所
城邦（香港）出版集團有限公司
香港灣仔駱克道193 號東超商業中心1樓
電話：（852）25086231
傳真：（852）25789337
E-mail：hkcite@biznetvigator.com

馬新發行所
城邦（馬新）出版集團
Cite (M) Sdn Bhd 41, Jalan Radin Anum,
Bandar Baru Sri Petaling,
57000 Kuala Lumpur, Malaysia.
Tel：(603) 90563833
Fax：(603) 90576622
Email：services@cite.my

ＩＳＢＮ　978-626-7149-70-6（紙本）／
9786267149713（EPUB）
2023 年 6 月初版一刷
Printed in Taiwan.
定　　價　新台幣420 元（紙本）／
294元（EPUB）／港幣140元
製版印刷　凱林彩印股份有限公司

若書籍外觀有破損、缺頁、裝釘錯誤等不完整現象，想要換書、退書，或您有大量購書的需求服務，都請與客服中心聯繫。

客戶服務中心
地址：10483 台北市中山區民生東路二段141號B1
服務電話：（02）2500-7718
（02）2500-7719
服務時間：周一至周五 9：30 ～ 18：00
24 小時傳真專線：（02）2500-1990 ～ 3
E-mail：service@readingclub.com.tw

※詢問書籍問題前，請註明您所購買的書名及書號，以及在哪一頁有問題，以便我們能加快處理速度為您服務。
廠商合作、作者投稿、讀者意見回饋，請至：
FB 粉絲團：http://www.facebook.com /InnoFair
E-mail 信箱：ifbook@hmg.com.tw

國家圖書館出版品預行編目（CIP）資料

山岳醫生告訴你！111道Q&A解析安全登山×戶外傷害應對 / 作者：木元康晴 / 監修者：小林哲士、柴田俊一、千島康稔、杉田礼典、小阪健一郎、市川智英 著.
-- 初版 -- 臺北市：創意市集出版：
城邦文化發行，2023.06
面；　公分. --（囍.生活）
ISBN 978-626-7149-70-6（平裝）

1.CST: 高山醫學 2.CST: 登山

412.84　　112002400